补药吃对才健康

U0210506

壮 阳 药

主 编

施仁潮

编著者

施仁潮　李明焱　马光怀

沈双成　施 文

金盾出版社

内 容 提 要

　　补阳药种类很多，鹿茸温肾益精血，海马壮阳消癥瘕，巴戟天助阳祛寒湿，冬虫夏草补肾治劳损。同是温阳，功有所长。做茶饮，做药膳，浸酒，熬膏，做散，制丸，做法多多，随人好好。可以单味使用力专性猛，也可以多种同用加强补阳之力，更可以与补气、养血、滋阴药为伍。进补需要科学合理，虚者补之，阳虚温阳，而其中的组方配伍、制作、服法都需要仔细斟酌。

　　本书围绕温阳中药及药食两用之品的鹿茸、鹿角胶、鹿角、鹿角霜、鹿肉、鹿血、鹿肾、鹿尾、鹿胎、海马、巴戟天、肉苁蓉、杜仲、续断、菟丝子、补骨脂、益智仁、山茱萸、淫羊藿、仙茅、狗脊、锁阳、潼蒺藜、蛇床子、冬虫夏草、核桃肉，介绍其功能主治和补益妙用，其中有古今医家的精妙论述，现代的成分及药理分析，以及大众关心的服法、用量、贮藏、注意事宜等；精选的妙方和药膳有原料、做法和功效说明，方便家庭选用。全书内容丰富，科学实用，文字通俗易懂，能为广大读者提供有益的帮助。

图书在版编目(CIP)数据

　　壮阳药/施仁潮主编 . — 北京 ：金盾出版社，2016.12
(2017.6 重印)
　　(补药吃对才健康)
　　ISBN 978-7-5186-0761-7

　　Ⅰ.①壮…　Ⅱ.①施…　Ⅲ.①温补肾阳—食物疗法　Ⅳ.①
R247.1

中国版本图书馆 CIP 数据核字(2015)第 318899 号

金盾出版社出版、总发行

北京太平路 5 号(地铁万寿路站往南)
邮政编码:100036　电话:68214039　83219215
传真:68276683　网址:www.jdcbs.cn
封面印刷:北京印刷一厂
正文印刷:双峰印刷装订有限公司
装订:双峰印刷装订有限公司
各地新华书店经销
开本:850×1168 1/32　印张:8.75　字数:207 千字
2017 年 6 月第 1 版第 2 次印刷
印数:5 001～8 000 册　定价:26.00 元

(凡购买金盾出版社的图书,如有缺页、
倒页、脱页者,本社发行部负责调换)

目　录

一、鹿　茸

（一）鹿茸的传说

从前，有三兄弟，父母死后分了家。

一天，兄弟三人打猎得到一头鹿。忠厚的老三分到鹿头，他将鹿头拿回家，放进一口大锅里，倒进两担水，用小火熬成了一锅骨头汤，然后把汤给寨子里的乡亲们端去，让大家品尝。

令人奇怪的是，喝了鹿头汤的人个个觉得全身燥热，浑身有使不完的劲，体质也强壮了。

"这到底是为什么？"有经验的老人想，以前吃鹿肉从没有把鹿角放在一起煮的，这次老三把鹿头和那对嫩角也放进去了，可能就是这个原因吧。以后，人们反复试了几次，证明嫩鹿角确实有滋补身子的功效。

（二）补肾益精选用鹿茸

鹿茸为鹿科动物梅花鹿或马鹿的雄鹿未骨化密生茸毛的幼角。

【性味归经】　味甘、咸，性温；归肾、肝经。

【功能主治】　壮肾阳，益精血，强筋骨，调冲任，托疮毒。适用于阳痿滑精，宫冷不孕，羸瘦，神疲，畏寒，眩晕，耳鸣耳聋，腰脊冷痛，筋骨痿软，崩漏带下，阴疽不敛。

1

【补益妙用】

（1）鹿茸补督脉，助肾阳，益精髓，强筋骨，可治疗肾阳不足、精衰血少引起的阳痿、肢冷。用上好鹿茸15克，山药30克，研成粉末，加酒3盏浸泡，7日后饮酒，并将酒焙干服用，治疗虚弱阳事不举，面色暗滞，小便频数，饮食不思。

（2）用鹿茸、当归各等份，研成粉末，煮乌梅膏子为丸服用，治疗精血耗竭，面色黧黑，耳聋目昏，口干多渴，腰痛脚弱，小便白浊，上燥下寒，不受峻补。

（3）鹿茸补益肝肾，调理冲任，固摄带脉，可止漏束带，治疗虚寒崩漏带下。用鹿茸、桑耳以醋浸渍，然后焙干研粉服，可治疗崩中漏下，赤白不止。将鹿茸、白敛、金毛狗脊一并研成粉末，糊和为丸，于空腹时用温酒送下，治疗室女冲任虚寒，带下纯白。

【历代医论】

《神农本草经》：主漏下恶血，寒热惊痫，益气强志。

《名医别录》：疗虚劳洒洒如疟，羸瘦，四肢酸痛，腰脊痛，小便利，泄精，溺血，破留血在腹，散石淋，痈肿，骨中热，疽痒。

《药性论》：主补男子腰肾虚冷，脚膝无力，梦交，精溢自出，女人崩中漏血。又主赤白带下。

《日华子本草》：补虚羸，壮筋骨，破瘀血，安胎下气。

《本草纲目》：生精补髓，养血益阳，强健筋骨。治一切虚损，耳聋，目暗，眩晕，虚痢。

《本草切要》：治老人脾肾衰寒，命门无火，或饮食减常，大便溏滑诸证。

《神农本草经逢原》：专主伤中劳绝，腰痛羸瘦，取其补火助阳，生精益髓，强筋健骨，固精摄便。

《医林纂要》：补脾胃，益气血，补助命火，壮阳益精，暖腰脊。

《随息居饮食谱》：强筋骨。

【现代研究】

(1)主要成分:鹿茸含有甘氨酸、色氨酸、赖氨酸等多种氨基酸,以及胆固醇肉豆蔻酸酯、硫酸软骨素 A、雌酮等;还含有中性糖、氨基葡萄糖、半乳糖胺、酸性黏多糖,以及脂肪酸、核糖核酸、去氨核糖核酸、三磷腺苷、维生素 A、灰分及多量的胶质。

(2)药理作用:有强壮、强心等多种药理作用。

对心血管的作用。鹿茸中抽提出的鹿茸精,大剂量使血压降低,心收缩力变小,心率减慢,并使外周血管扩张。中等剂量引起离体心脏活动显著增强,心收缩力变大,并使心率加快,输出量增加;对衰弱的心脏其强心作用特别显著,对节律不齐的离体心脏可使节律恢复,同时使心脏收缩加强加速。

强壮作用。鹿茸能显著提高大白鼠的脑、肝、肾等组织的耗氧量。加 25% 或 50% 的鹿茸于饲料中,可使小白鼠的体重增加较快;对健康成熟的家兔,口服一定量鹿茸粉末或注射鹿茸浸膏后,经过一定时间,红细胞、血红蛋白及网状红细胞均见增加,用较大剂量能促进血细胞的新生。

鹿茸能兴奋离体肠管及子宫,增强肾脏的利尿功能。

(三)鹿茸药膳与方剂

鹿茸的称谓有鹿茸血片、鹿茸粉片、血包、茄子茸、花鹿茸、马鹿茸。夏、秋二季,锯取雄鹿未骨化密生茸毛的幼角,经加工后,阴干或烘干用。

鹿茸在萌生时,初起如银杏状,渐而长成为梨形或核桃形,此时的鹿茸称为血包。然后支生两凸,如茄子形,或如鞍子形,此时的鹿茸称为茄子茸。取自梅花鹿的称花鹿茸,取自马鹿的称马鹿茸。

【用法用量】 鹿茸在中医传统的丸、散、膏、丹里用得十分普遍,现代多用于煎剂、浸酒、做散、熬膏,成药入丸剂、胶囊、口服液等,居家可用作甜点、药膳的原料。一次量为1～3克。

【注意事项】

(1)阴虚阳亢者忌服;宜小剂量开始服用。曹炳章说:余每遇当用鹿茸之症,自一厘渐增至数分、数钱,每获妥效,此即大虚缓补之义也。

(2)置阴凉干燥处,密闭,防蛀。

1. 鹿茸药酒

西汉古酒

【原料】　鹿茸、狗肾、蛤蚧、黄精、柏子仁、松果、枸杞子、蜂蜜、白酒。

【做法】　中成药酒剂。250毫升/瓶或500毫升/瓶。

【用法】　每次25～50毫升,于临睡前服用。

【说明】　据《中药成方制剂》所载,本方益精填髓,养身驻颜,健体防病,用于治疗阳痿,遗精,虚喘,心悸。

鹿茸三肾酒

【原料】　鹿茸31克,羊肾、狗肾各10克,牛肾4克,黄精、当归、肉苁蓉、茯苓、何首乌各500克,枸杞子、五加皮各250克,淫羊藿叶187克,地骨皮、白术、白芍、怀牛膝、补骨脂各125克,杜仲、天冬各62克,川椒25克。

【做法】　采用现代工艺,制成药酒。

【用法】　每日1次,每次20毫升,于临睡前饮用。

【说明】　本方有固腰健肾,提神补气的作用,用于调治男子阳痿滑精,畏寒肢冷,腰膝痿软无力,妇女宫寒崩漏。

鹿 茸 酒

【原料】　鹿茸10克,怀山药30克,白酒500毫升。

【做法】　将鹿茸切成薄片,与山药同置容器中,加入白酒密封,浸泡7日后取用。酒尽添酒,味薄即止。

【用法】　每日3次,每次空腹服10～30毫升。

【说明】　本酒补肾壮阳,用于调治男子虚劳精衰,精血两亏,阳痿不举,腰膝酸痛,畏寒无力,骨弱神疲,遗尿,滑精,眩晕,耳聋,小儿发育不良,妇女宫冷不孕,崩漏带下。

参茸补血酒

【原料】　人参、三七、炒白术、茯苓、炙甘草各15克,鹿茸10克,黄芪、党参、熟地黄各30克,炒白芍、当归、川芎各20克,肉桂5克,白酒2 000毫升。

【做法】　将上药共研为粗末,纱布袋装,扎口,置容器中,加入白酒浸泡14日后取出药袋,压榨取液,将榨取液与药酒混合,静置,过滤即可服用。

【用法】　每日2次,每次10～15毫升。

【说明】　本酒出自《临床验方集》,功能补元气,壮肾阳,益精血,强筋骨。用于调治心肾阳虚,气血两亏,腰膝酸软,精神不振,身倦乏力,头晕耳鸣,遗精滑精,盗汗自汗,子宫虚寒,崩漏带下。

2. 鹿茸药膳

鹿茸苡仁羹

【原料】　鹿茸3克,薏苡仁、冰糖各30克。

【做法】　将鹿茸加工成粉末,过筛取粉;薏苡仁加水浸半天后放砂锅中,加水,用小火炖煮1小时;将冰糖、鹿茸粉放锅中,搅和至冰糖化开即可。

【用法】 每日1料,作点心食用。

【说明】 本膳有暖肾补脾的作用,用于调治脾肾阳虚,虚损水肿。

鹿茸羹

【原料】 鹿茸6克,鸡肉150克,水发海参25克,水发口蘑、水烫青菜各15克,鸡蛋清30毫升,肥猪肉膘50克,料酒、鸡油、食盐、湿淀粉、鸡汤各适量。

【做法】 将鹿茸磨成细面;海参、青菜、口蘑都切成小片;肥猪肉膘和鸡肉剁蓉,加鸡蛋清、鸡汤和食盐、料酒,搅成糊状,再放入鹿茸搅匀备用。锅内放鸡汤,煮开后将鹿茸、鸡泥,用油纸漏斗挤作珍珠形拖入汤内,再放入海参、口蘑、青菜,煮开后用湿淀粉勾芡,淋上鸡油,盛在汤盆内即成。

【说明】 本膳补气血,壮元阳,益肾精,用于调治肾虚阳痿,遗精,早泄,虚寒带下。

3. 鹿茸煎汤

茸 附 汤

【原料】 鹿茸1.5克,附子10克。

【做法】 将鹿茸加工成粉末,过筛取粉;附子加水煎2次,合并煎汁服用。

【用法】 每日1剂,用附子药汁送服鹿茸粉末。

【说明】 本方出自《世医得效方》,用于治疗精血俱虚,营卫耗损,潮热自汗,怔忡惊悸,肢体倦乏。

参 茸 汤

【原料】　人参、鹿茸、附子、当归、小茴香、菟丝子、杜仲各3克。

【做法】　将鹿茸加工成粉末,过筛取粉;余药加水煎2次,合并煎汁服用。

【用法】　分2次于空腹时用药汁送下鹿茸粉。

【说明】　本方出自《温病条辨》,功能温阳固摄,用于治疗痢疾经久不愈,少腹重坠,肛门下坠,腰背酸痛,形寒肢冷,大便溏泄,小便频多。

益肾强精汤

【原料】　鹿茸粉3克,枸杞子、炙黄芪、淫羊藿、菟丝子各12克,雄蚕蛾10克,炙甘草5克。

【做法】　上药除鹿茸粉另吞外,余药加水煎取汁服用。

【用法】　每日1剂,加水煎2次,合并煎汁,分2次温服,用药汁送服鹿茸粉。

【说明】　本方系陈文伯经验方,用于治疗精气不足,弱精不育,腰膝酸软,神疲嗜卧,阳痿早泄,舌苔白质淡,脉细弱。

鹿茸大补汤

【原料】　鹿茸、甘草各1克,茯苓、当归、熟地黄各5克,肉苁蓉、黄芪、杜仲、生姜各3克,白芍、白术、附子、肉桂、五味子、石斛、半夏各2克,大枣2枚。

【做法】　将鹿茸加工成粉末,过筛取粉;余药加水煎2次,合并煎汁服用。

【用法】　分2次于空腹时用药汁送下鹿茸粉。

【说明】　本方出自《杂病源流犀烛》,功能培补元气,固摄涩精,用于治疗虚损遗精。

4. 鹿茸散剂

圣惠鹿茸散

【原料】 鹿茸、熟地黄、山茱萸、五味子、黄芪、煅牡蛎各等份。

【做法】 上药加工成粉末,过筛取粉,装瓶备用。

【用法】 每日 2 次,每次 6 克,于空腹时用温酒送下。

【说明】 本方出自《圣惠方》,用于治疗房劳,眼赤身黄,骨髓烦痛,头目昏痛,喜卧,体虚无力,夜多梦泄,神思不安,腰脚酸痛,小便黄赤。

良方鹿茸散

【原料】 鹿茸、当归、熟地黄、炒冬葵子、炒蒲黄、续断各等份。

【做法】 鹿茸用酥炙过,续断酒炒,然后与各药均研为细末,过筛取粉备用。

【用法】 每日服 3 次,每次 6 克,用温酒送下。

【说明】 本方出自《校注妇人良方》,功能补肝肾,调血脉,用于治疗妇人劳损尿血,发热或寒热往来,口干作渴,劳损漏下。

准绳鹿茸散

【原料】 鹿茸、炙海螵蛸各 90 克,炙桑螵蛸 45 克,白芍、当归、桑寄生、龙骨、人参各 30 克。

【做法】 上药加工成粉末,过筛取粉,装瓶备用。

【用法】 每日 2 次,每次 6 克,用温酒送下。

【说明】 本方出自《证治准绳》,用于治疗肾虚,腰脐冷痛,遗尿。

鹿茸散

【原料】　鹿茸、当归、干地黄各 60 克,紫河车 90 克,海螵蛸 250 克。

【做法】　鹿茸、紫河车分别加工成粉末,过筛取粉;将其余各药加工成粉末,过筛取粉。将鹿茸粉、紫河车粉与其余药粉和匀,储存于瓷器中备用。

【用法】　每日早晚各服 1 次,每次 6 克,用温开水或米饮汤送下。

【说明】　本方出自《古今录验方》,功能补肾益元,并能固摄止遗,用于治疗中老年腰膝酸软,神疲乏力,畏寒怯冷,尿有余沥。

5. 鹿茸膏方

鹿茸膏

【原料】　鹿茸 125 克,鹿角胶 75 克,红参、枸杞子、白术、茯苓、川芎、白芍、香附各 300 克,当归、熟地黄各 600 克,甘草 150克,益母草膏 7 500 克。

【做法】　中成药,膏剂。

【用法】　每日 2 次,每次 1 匙,于早、晚空腹时用温开水化开服下。

【说明】　本方调经养血,补肾益精,用于治疗气血两亏,体弱无力,腰膝酸软,头昏耳鸣,妇女月经不调,不孕。

6. 鹿茸丸子

双 鹿 丸

【原料】 鹿茸、鹿角霜、菟丝子、人参、茯苓、补骨脂、核桃肉、枸杞子、柏子霜各30克,熟地黄、韭菜子各60克。

【做法】 将鹿茸、人参分别加工成粉末,过筛取粉;余药一并加工成粉末,过筛取粉。将鹿茸粉、人参粉与其他药粉混合,用炼蜜和丸备用。

【用法】 每日2次,每次9克,于空腹时用淡盐开水或温酒送下。

【说明】 本方出自《增补内经拾遗》,方中有鹿茸、鹿角霜两味为主药,故取名为双鹿丸,用于治疗虚劳不足。

三 因 鹿 茸 丸

【原料】 炙鹿茸、紫河车、炙黄芪、麦冬、熟地黄、五味子、肉苁蓉、补骨脂、鸡内金、山茱萸各22克,人参、茯苓、酒牛膝、京玄参、地骨皮各15克。

【做法】 将紫河车加工成粉末,过筛取粉;其余各药一并粉碎,研成细末,过筛取粉备用;或将紫河车粉与其余药粉和匀,用炼蜜糊为丸备用。

【用法】 每日早晚各服1次,每次6克,用米饮汤或温开水送下。

【说明】 本方出自《三因方》,功能滋育肾阴,健脾和胃,清热益阴,用于治疗小儿发育不良,兼有内热,精神疲软,小溲频多,睡中出汗,饮食少进。

内补鹿茸丸

【原料】　炙鹿茸 10 克,菟丝子、潼蒺藜、桑螵蛸、肉苁蓉、黄芪、紫菀各 60 克,茯神、白蒺藜各 30 克,制附子、肉桂各 15 克。

【做法】　上药加工成细末,过筛取粉,用炼蜜和为丸备用。

【用法】　每日 2 次,每次 3 克,于空腹时用淡盐开水送下。

【说明】　本方出自《女科切要》,功能补肾温阳,兼能固摄,用于治疗肾阳虚亏,阳痿,并有助于治疗畏寒肢冷,腰酸膝软,男子精冷,遗精滑泄,不育,妇女宫寒不孕。

良方鹿茸丸

【原料】　炙鹿茸、椒红、桂心、炮附子、煅牡蛎、炒补骨脂、石斛、肉苁蓉、炙鸡内金、沉香各 30 克,炙桑螵蛸 9 克。

【做法】　上药加工成细粉,过筛取粉,用酒糊为丸备用。

【用法】　每日 2 次,每次 6 克,分别于空腹时用温酒送下。

【说明】　本方出自《校注妇人良方》,用于治疗妇人阳气虚寒,小便白浊,滑数不禁,或脐腹阴冷,大便不实。

圣济鹿茸丸

【原料】　鹿茸、炮干姜、肉桂、远志各 10 克,枸杞子、红参各 30 克,茯苓 20 克。

【做法】　上药加工成细粉,过筛取粉,用炼蜜和为丸备用。

【用法】　每日 2 次,每次 3 克,于早晚空腹时用温开水送下。

【说明】　本方出自《圣济总录》,用于治疗肾气虚弱,多精不育症,性欲淡漠,举而不坚,时有早泄,腰膝酸软。

圣惠鹿茸丸

【原料】　鹿茸 60 克,附子 45 克,白龙骨、川椒、山茱萸各 30

克,桑螵蛸 22 克。

【做法】 鹿茸用酥炙至微黄,白龙骨烧过,桑螵蛸、椒红分别微炒,附子炮制,然后将诸药加工成粉末,过筛取粉,用炼蜜和丸备用。

【用法】 每日 2 次,每次 3 克,于晨起及晚睡前,用淡盐开水送下。

【说明】 本方出自《圣惠方》,温补之中又能固摄,用于治疗肾阳虚亏,夜尿清长,下焦寒冷,小便数多。

沉香鹿茸丸

【原料】 沉香 30 克,附子 60 克,鹿茸 90 克,肉苁蓉 120 克,菟丝子 150 克,熟地黄 180 克。

【做法】 上药酒制后晒干加工成细末,过筛取粉,用炼蜜和为丸备用。

【用法】 每日 2 次,每次 5 克,于空腹时用温酒送下。

【说明】 本方出自《传信适用方》,用于治疗各种虚弱病症。

治阳痿丸

【原料】 鹿茸、怀山药、肉苁蓉、钟乳石、蛇床子、远志、续断各等份。

【做法】 上药加工成粉末,过筛取粉,用炼蜜和为丸备用。

【用法】 每日 2 次,每次 1.5 克,于食后用料酒送下。

【说明】 本方出自《千金要方》,功能温肾培元,养心益精,用于治疗不孕不育,腰膝冷痛,腹痛便溏,口淡不渴。

补肾鹿茸丸

【原料】 鹿茸、磁石、枳实各 60 克,肉苁蓉、附子、山芋、牡蛎各 45 克,五味子、巴戟天各 30 克,楮实子 90 克。

【做法】　上药加工成细粉,过筛取粉,用炼蜜和丸,如梧桐子大备用。

【用法】　每服 20～30 丸,空腹温酒服下。

【说明】　本方出自《圣济总录》,用于治疗肾劳虚后,耳鸣如闻钟盘风雨之声。

香茸八味丸

【原料】　沉香 30 克,鹿茸 1 具,熟地黄 240 克,山茱萸、怀山药各 120 克,牡丹皮、茯苓、泽泻各 90 克。

【做法】　茯苓去黑皮,泽泻去毛,鹿茸酥炙,然后,将各药共为细末,过筛取粉,以炼蜜制丸备用。

【用法】　每日 2 次,每次 5 克,于空腹时用淡盐开水送下。

【说明】　本方出自《张氏医通》,由六味地黄丸加沉香、鹿茸组成,用于治疗肾与督脉皆虚,精神疲惫,腰膝酸软,头晕眼黑,健忘。

茸附丸

【原料】　鹿茸、葫芦巴、附子、大茴香各 3 克,韭菜子、赤石脂、茯苓各 6 克,补骨脂、真茅术、菟丝子各 9 克。

【做法】　上药加工成细粉,过筛,用炼蜜和丸备用。

【用法】　每日 2 次,每次 6 克,于空腹时用温开水送下。

【说明】　本方出自《圣济总录》,功能温肾祛寒,添精化湿,用于治疗不孕不育。

鹿茸羊肉丸

【原料】　鹿茸、茴香各 3 克,当归身 6 克,枸杞子、巴戟天、潼蒺藜、茯苓各 9 克,羊肉 250 克。

【做法】　上药除羊肉外加工成细末,过筛取粉;羊肉用温水洗过,切成小块,用小火炖至熟烂,滤取胶汁,拌和药粉,制成小丸备用。

【用法】 每日 2～3 次,每次 6 克,于食前用温酒或淡盐开水送下。

【说明】 本方出自《临证指南医案》,功能温润养肾,添补精血,用于治疗虚损诸症。

鹿茸四斤丸

【原料】 炙鹿茸、肉苁蓉、天麻、菟丝子、熟地黄、牛膝、杜仲、木瓜各等份。

【做法】 上药加工成粉末,过筛取粉,用炼蜜和为丸备用。

【用法】 每日 2 次,每次 6 克,于食前用温酒或米饮汤送下。

【说明】 本方出自《和剂局方》,功能补肾健腰,用于治疗肾虚而致的腰膝酸软,痿弱无力。

展阳神丹

【原料】 鹿茸 1 具,人参、白芍、当归、杜仲、麦冬、巴戟天各 180 克,蛇床子、覆盆子、淫羊藿各 120 克,白术、熟地黄、菟丝子、肉桂、怀牛膝各 150 克,柏子仁、补骨脂各 90 克,龙骨、锁阳、肉苁蓉各 60 克,附子 30 克,驴鞭、紫河车各 1 具,海马 2 对,地龙 10 条。

【做法】 上药加工成粉末,过筛取粉,用炼蜜制成丸备用。

【用法】 每日 2 次,每次 10 克,于空腹时用温酒送下。

【说明】 本方出自《辨证录》,用于治疗男子阳虚不育。

(四)鹿茸成药

二十七味定坤丸

【原料】 鹿茸、西洋参、白术、茯苓、熟地黄、当归、白芍、川芎、黄芪、阿胶等。

【用法】　口服。小蜜丸每次 40 丸,大蜜丸每次 1 丸,每日 2 次。

【说明】　据《中华人民共和国药典》所载,本方补气养血,舒郁调经,用于治疗冲任虚损,气血两亏,身体瘦弱,月经不调,经期紊乱,行经腹痛,崩漏不止,腰酸腿软。

参茸三鞭丸

【原料】　地黄、淫羊藿、炙补骨脂、煅阳起石、覆盆子、金樱子肉、枸杞子、牛膝、鹿茸、鹿鞭、狗鞭、驴鞭、锁阳、韭菜子等。

【用法】　每日 2 次,水蜜丸每次 8 克;大蜜丸每次 2 丸。

【说明】　据《中药成方制剂》所载,本方补肾助阳,益气生精,用于治疗肾阳不足,肾阴亏虚引起的阳痿遗精,两目昏暗,精神疲倦,腰膝无力。

参茸安神丸

【原料】　五味子、酒菟丝子各 320 克,山药、生地黄 240 克,炒芡实、人参、肉苁蓉、丹参、桔梗各 200 克,制远志、炒酸枣仁各 160 克,炒白术、柏子仁、玄参、石菖蒲各 120 克,鹿茸、玉竹、琥珀各 40 克。

【用法】　蜜丸,每丸重 9 克。每日 2 次,每次 1 丸,于空腹时用温开水送服。

【说明】　据《吉林省药品标准》所载,本方补肾健脾,养心安神,用于治疗神疲乏力,腰膝酸软,阳痿肢冷,遗精早泄,心悸怔忡,失眠健忘,小便频数或清长,舌质淡红,苔薄白,脉细弱无力。

鹿茸大补丸

【原料】　鹿茸、巴戟天、高丽参、仙茅、菟丝子等。

【用法】 蜜丸剂,每丸重 9 克。每日 2 次,每次 1 丸,于空腹时用温开水送下。

【说明】 据《全国中药成方处方集》所载,本方补肾壮阳,滋阴益精,用于治疗纵欲过度,精气亏虚,命门火衰,阳痿,腰酸膝软,头晕,耳鸣,健忘,形寒肢冷。

三宝胶囊

【原料】 人参、鹿茸、当归、山药、醋龟甲、砂仁、山茱萸、灵芝、熟地黄、丹参、五味子、菟丝子、肉苁蓉、何首乌等。

【用法】 每日 2 次,每次 3～5 粒。

【说明】 据《中药成方制剂》所载,本方益肾填精,养心安神,用于治疗肾精亏虚,心血不足,腰酸腿软,阳痿遗精,头晕眼花,耳鸣耳聋,心悸失眠,食欲不振。

蛤蚧补肾胶囊

【原料】 鹿茸、蛤蚧、淫羊藿、麻雀、当归、黄芪、牛膝、枸杞子、锁阳、党参、肉苁蓉、熟地黄、续断、菟丝子、葫芦巴、狗鞭等。

【用法】 每日 2～3 次,每次 3～4 粒。

【说明】 据《中华人民共和国药典》所载,本方壮阳益肾,填精补血,用于治疗身体虚弱,真元不足,小便频数。

安神补脑液

【原料】 鹿茸、何首乌、淫羊藿、干姜、甘草、大枣等。

【用法】 每日 2 次,每次 1 支。

【说明】 据《中华人民共和国药典》所载,本方健脑安神,生精补髓,益气养血,用于治疗神经衰弱,失眠,健忘,头晕乏力。

二、鹿 角 胶

（一）鹿角仙胶效神奇

鹿角胶入药已经有 2000 多年的历史,在《神农本草经》一书中,它是"主伤中劳绝,腰痛羸瘦,补中益气,妇人血闭无子,止痛安胎"的上品药。由于有神奇功效,古时称其为"鹿角仙胶"。

在中医看来,鹿角胶具有温补肝肾,补精养血的功效,用于治疗虚劳羸弱,腰膝酸痛,夜梦遗精,崩漏带下等,还用来治疗阳衰精亏引起的性功能减退。

从现代医学角度来看,鹿角胶含有大量的人体必需的蛋白质水解物、肽类、氨基酸及微量元素,具备很高的药用价值。除了补益强壮,还用于抗癌调治癌症。中国中医科学院广安门医院肿瘤科孙桂芝经验,滑膜肉瘤若癌毒偏寒,阴毒内盛,可用阳和汤,以熟地黄、鹿角胶滋阴补血,益肾填精。

《北京市中药成方选集》载有鹿茸胶,用的是温补作用更强的鹿茸。处方:老鹿茸 160 两。制法:将鹿茸切块,洗净,煎七昼夜,加料酒 32 两,冰糖 32 两,收胶。功能:壮阳补脑,生精补髓。用于治疗四肢无力,腰膝酸软,肾虚阳痿,妇女崩漏带下。服用时,一次取 6 克,用料酒或白水炖化即可。

（二）益精养血选用鹿角胶

　　鹿角胶是鹿科动物梅花鹿或马鹿的角煎熬而成的胶块。

　　【性味归经】　味甘、咸,性温;归肾、肝经。

　　【功能主治】　温补肝肾,益精养血。适用于阳痿滑精,腰膝酸冷,虚劳羸瘦,崩漏下血,便血尿血,阴疽肿痛。

　　【补益妙用】

　　(1)鹿角胶粉碎后,用温酒冲服,治疗虚劳尿精。

　　(2)鹿角胶散用鹿角胶、覆盆子、车前子研成粉末,用温酒调服,治疗腰膝酸冷,虚劳羸瘦,虚劳梦泄。

　　(3)鹿角胶用于吐血、便血、尿血、崩漏下血。

　　【历代医论】

　　《神农本草经》:主治伤中劳绝;腰痛羸瘦,补中益气,妇人血闭无子,止痛安胎。

　　《名医别录》:疗吐血,下血,崩中不止,四肢酸痛,多汗,淋露,折跌伤损。

　　《药性论》:主治男子肾藏气衰虚劳损,能安胎去冷,治漏下赤白,主吐血。

　　《医学入门》:主治咳嗽,吐血,咯血,嗽血,尿血,下血。

　　《本草纲目》:治劳嗽,尿精,尿血,疮疡肿毒。

　　《玉楸药解》:温肝补肾,滋益精血。治阳痿精滑,跌打损伤。

　　《吉林中草药》:补脑,强心。治大脑水肿。

　　《本草汇言》:鹿角胶,壮元阳,补血气,生精髓,暖筋骨之药也。虚者补之,损者培之,绝者续之,怯者强之,寒者暖之,此系血属之精,较草木无情,更增一筹之力矣。

　　《神农本草经逢原》:鹿角,生用则散热行血,消肿辟邪,熬胶则益阳补肾,强精活血,总不出通督脉、补命门之用,但胶力稍缓,不能如茸之力峻耳。

【现代研究】

(1)主要成分:含胶质、磷酸钙、碳酸钙、磷酸镁、氨基酸及氮化物等。

(2)药理作用:对人体的淋巴母细胞转化有促进作用,能促进周围血液中的红细胞、白细胞、血小板的量增加,对进行性肌营养障碍症有显著的治疗作用,能促进钙的吸收和体内的潴留,使血中钙略有增高。

(三)鹿角胶药膳与方剂

鹿角胶又称为鹿胶、白胶。呈方片状,黄棕色或红棕色,半透明,有的上部有黄白色泡沫层。质脆,易碎,断面光亮。气微,味微甜。

【用法用量】

内服:用开水或料酒溶化;或入丸、散、膏剂。

鹿角胶多用于煎剂、做散、熬膏,成药入丸剂、片剂、口服液等,居家可用作粥、药膳的原料。一次量为6～12克。

【注意事项】

(1)阴虚阳亢者忌服。

(2)密闭,置阴凉干燥处贮藏。

1. 鹿角胶粥

鹿角胶粥

【原料】　鹿角胶15克,粳米100克,生姜3片。

【做法】　先将粳米洗干净,放入锅中加水适量,用大火煮沸后,转用小火,待粥将成时,加入鹿角胶、生姜片煮片刻,即可服用。

【用法】　每日早晚各服 1 次,5～7 天为 1 个疗程。

【说明】　本方温肾益精,用于治疗肾气不足,虚劳羸弱,腰痛,闭经,宫冷不孕,带下。

2. 鹿角胶药膳

三七肉饼

【原料】　三七、鹿角胶各 10 克,党参 20 克,面粉 100 克,食盐适量。

【做法】　三七、党参、鹿角胶均研成细粉,与面粉拌和,加适量清水,放食盐,揉面成饼,上锅蒸 30 分钟即可食用。

【说明】　本膳有补气活瘀的作用,可用于中央型肺癌并肋骨转移、白细胞低者。

3. 鹿角胶煎汤

阳　和　汤

【原料】　鹿角胶 9 克,熟地黄 30 克,白芥子 6 克,肉桂、生甘草各 3 克,麻黄、炮姜炭各 1.5 克。

【做法】　上药加水煎 2 次,调入鹿角胶溶化即成。

【用法】　分 2 次于空腹时温服。

【说明】　本方出自《外科全生集》,用于治疗鹤膝风,贴骨疽及一切阴疽。

鹿角胶汤

【原料】　鹿角胶 30 克,人参、白茯苓各 15 克。

【做法】　上药加工成粉末,过筛取粉,装瓶备用。

【用法】 每次取 9 克,加水煎取汁,于空腹时温服。

【说明】 本方出自《圣济总录》,用于治疗妊娠胎动,漏血不止。

龟角方

【原料】 龟甲胶、鹿角胶各 5 克。

【做法】 将龟甲胶和鹿角胶同放一处,加料酒、红糖,隔水炖烊服用。

【用法】 每日 1 剂,分 2 次于饭前服用。

【说明】 本方出自《医学正传》,功能阴阳两补,生精血,强筋骨,用于治疗阴阳两亏,腿胫大肉渐脱,膝胫痿弱不能久立,甚至步履全废,小儿发育缓慢,成人未老先衰。

4. 鹿角胶散剂

鹿角胶散

【原料】 鹿角胶、覆盆子、车前子各 30 克。

【做法】 上药加工成粉末,装瓶备用。

【用法】 每日 3 次,每次 6 克,于食前以温酒送下。

【说明】 本方出自《圣惠方》,用于治疗虚劳梦泄。

5. 鹿角胶膏方

鹿角胶煎

【原料】 鹿角胶 120 克,紫苏子、杏仁各 60 克,浙贝母、百合、赤茯苓、紫菀各 30 克,生地黄汁、牛酥各 100 毫升,生姜汁 60 毫升,白蜜 240 克。

【做法】 将鹿角胶捣碎炒黄;余药加工成粉末,与鹿角胶粉、地黄汁、姜汁、白蜜、牛酥加水同熬为膏备用。

【用法】 每日 3 次,每次 1 匙,食后含服。

【说明】 本方出自《圣惠方》,用于治疗久咳伤肺。

添精补肾膏

【原料】 鹿角胶、肉苁蓉、巴戟天、锁阳、杜仲、淫羊藿、党参、炙黄芪、熟地黄、当归、枸杞子、制远志、狗脊、龟甲胶、茯苓、酒肉苁蓉等。

【用法】 每日 2 次,每次 9 毫升,冲服或炖服;或遵医嘱。

【说明】 据《中华人民共和国药典》所载,本方温肾助阳,补益精血,用于治疗肾阳亏虚,精血不足,腰膝酸软,精神萎靡,畏寒怕冷,阳痿遗精。

6. 鹿角胶丸子

广嗣既济丸

【原料】 鹿角胶、龟甲胶、人参、菟丝子、白茯苓、枸杞子、潼蒺藜各 250 克,天冬、麦冬、柏子仁、酸枣仁、远志肉、生地黄、熟地黄、牡丹皮、当归、山茱萸、怀山药、怀牛膝、杜仲各 125 克,补骨脂 90 克,五味子、石斛、甘菊花、肉苁蓉各 60 克,石菖蒲 30 克。

【做法】 将上药一并加工成细末,过筛取粉;龟甲胶、鹿角胶用温酒化开。将药粉与化开的胶浆同放一处,加炼蜜为丸备用。

【用法】 每日 2 次,每次 9 克,用温开水送下。

【说明】 本方出自《百一选方》,功能补肾壮阳,用于治疗阳痿,不育。

斑龙丸

【原料】 鹿角胶、鹿角霜、菟丝子、柏子仁、熟地黄各 300 克。

【做法】 上药除鹿角胶外加工成粉末,用鹿角胶酒煮作糊捣成丸,如梧桐子大备用。

【用法】 每日 2 次,每次 50 丸,早晚空腹时用淡盐开水或料酒送下。

【说明】 本方出自《百一选方》,功能补虚疗损,用于治疗虚劳不足,腰膝酸软,阳痿,早泄。

葆真丸

【原料】 鹿角胶 250 克,龟甲胶 125 克,杜仲 90 克,怀山药、白茯苓、熟地黄各 60 克,菟丝子、山茱萸各 45 克,北五味子、川牛膝、川续断、枸杞子、枳壳、益智仁、远志、小茴香、川巴戟天、补骨脂、葫芦巴各 30 克,柏子仁、石菖蒲各 15 克。

【做法】 上药加工成粉末,装瓶备用。另取肉苁蓉 125 克,加料酒煮至烂,药渣及药汁同用,合药末,同炼蜜和为丸,如梧桐子大备用。

【用法】 每次 50~70 丸,于空腹时用淡盐开水或温酒送下。

【说明】 本方出自《惠直堂经验方》,功能温阳补益,用于治疗中老年阳气虚损,体质及病证属于寒者。

延龄种子丹

【原料】 鹿角胶、山茱萸、菟丝子、巴戟天、枸杞子、肉苁蓉、覆盆子、潼蒺藜各 120 克,鹿角霜、紫河车、五味子、砂仁、车前子、天冬、柏子仁、人参、没食子、补骨脂、何首乌、核桃肉各 60 克,海狗肉、海狗肾各 1 具。

【做法】 鹿角胶加酒,炖烊备用;紫河车、海狗肉、海狗肾烘干,加工成粉末,过筛取粉;其他各药加工成粉末,过筛取粉;核桃肉捣烂,加入各药粉、鹿角胶,搅和,用炼蜜和为丸备用。

【用法】 每日 3 次,另于空腹时用温开水送下 6 克。

【说明】 本方温肾壮阳,用于治疗妇女宫寒,腹中冷痛,月经后期,经来色暗多瘀块。

(四)鹿角胶成药

保元丸

【原料】 鹿角胶、五味子、补骨脂、山药、葫芦巴、杜仲、益智仁、柏子仁、茯苓、全蝎、小茴香、淫羊藿、熟地黄、川楝子、沉香、菟丝子、巴戟天、远志、炮穿山甲、山茱萸、肉苁蓉等。

【用法】 每日 2 次,每次 1 丸。

【说明】 据《中药成方制剂》所载,本方滋阴补肾,益智宁神,用于治疗气虚肾寒,腰膝无力,精神疲倦,小便频数。

鱼鳔丸

【原料】 鱼鳔、鹿角胶、熟地黄、泽泻、山药、茯苓、山茱萸、鹿角霜、巴戟天、肉苁蓉、枸杞子、菟丝子、潼蒺藜、五味子、覆盆子、车前子、莲须等。

【用法】 每日 2 次,每次 1 丸。

【说明】 据《中药成方制剂》所载,本方滋阴补肾,填精益髓,用于治疗气血亏虚,肾水不足,精神疲倦,梦遗滑精。

补肾斑龙片

【原料】 鹿茸、酸枣仁、鹿角胶、柏子仁霜、黄芪、人参、当归、淫羊藿、附子、肉苁蓉、熟地黄、韭菜子。

【用法】 每日 3 次,每次 4～6 片。

【说明】 据《中药成方制剂》所载,本方补肾壮阳,填精益髓,用于治疗肾虚,阳痿,早泄,遗精,性欲减退。

阳春玉液

【原料】 鹿茸、鹿角胶、龟甲、党参、淫羊藿、枸杞子、黄芪等。

【用法】 每日 3 次,每次 10 毫升。

【说明】 据《中药成方制剂》所载,本方滋肾壮阳,填精补髓,益气健脾,用于治疗肾虚阳衰,性功能减退,阳痿早泄,腰背酸痛,畏寒肢冷,神疲乏力,夜尿频多。

宝光风湿液

【原料】 鹿角胶、羌活、独活、防风、秦艽、当归、白芍、白术、鳖甲胶、牛膝、川芎、木瓜、桑寄生、红花、甘草、红曲。

【用法】 口服。每日 3 次,每次 10～15 毫升。

【说明】 据《中药成方制剂》所载,本方祛风除湿,补养肝肾,养血通络,用于治疗肝肾亏虚,风寒湿痹,关节疼痛,四肢麻木。

三、鹿 角

（一）神秘道士传奇方

在宋代官府组织编写的大型方书《圣济总录》中，载录了一个关于麋角的奇方。

说的是有个道士，叫戴宁古，在市中碰到了一个酒气冲天的醉汉，口中吟诗说道：行间不禁沧海竭，九转灵丹徒用说。唯有斑龙顶上珠，可补玉堂关下血。只见他反复吟念，引起了道士的注意，想探究斑龙顶上珠。醉汉约他在峨眉山上相见。道士遵约如期而往，在峨眉山大虚岩下见到了那天见到的醉汉。这醉汉原来是个养生高人，他把补养之术传授给了道士，并说，你气血动荡，精虚且竭，宜先服麋角丸，使血气有补，筋力壮盛，才可行我教给你的补养之术。这时，道士领悟到诗中所说的斑龙是指麋角。

麋角，即鹿科动物麋鹿的骨化老角，用于治疗肾阳不足，虚劳精亏，腰膝酸软，筋骨疼痛，血虚证。其功用与鹿角相似，两者多混用，并不细分。

（二）温肾强筋选用鹿角

鹿角为鹿科动物马鹿或梅花鹿已骨化的角或锯茸后翌年春季脱落的角基。

【性味归经】 味咸，性温；归肝、肾经。

26

【功能主治】　温肾阳,强筋骨,行血消肿。适用于阳痿遗精,腰脊冷痛,阴疽疮疡,乳痈初起,瘀血肿痛。

【补益妙用】

(1)鹿角功能温补肝肾而强筋骨,可治疗肾阳不足引起的畏寒肢冷、阳痿、遗精、腰瘦脚弱及虚寒崩漏病证。

(2)鹿角既能温补肾阳,又有活血消肿之功,可治疗虚寒疮疡之症。

【历代医论】

《名医别录》:用于治疗恶疮痈肿,逐邪恶气,留血在阴中,除少腹血痛,腰脊痛,折伤恶血,益气。

《本草纲目》:鹿角,生用则散热行血,消肿辟邪;熟用益肾补虚,强精活血;炼霜熬膏,则专于滋补矣。

《本草经疏》:鹿角,生角则味咸气温,唯散热,行血消肿,辟恶气而已。咸能入血软坚,温能通行散邪,故主恶疮痈肿,逐邪恶气,及留血在阴中,少腹血结痛,折伤恶血等证也。肝肾虚,则为腰脊痛,咸温入肾补肝,故主腰脊痛。气属阳,补阳故又能益气也。

【现代研究】

(1)主要成分:鹿角含胶质 25%,磷酸钙 50%～60%,碳酸钙及氮化物。另含氨基酸等。

(2)药理作用:鹿角有抗炎作用。

(三)鹿角药膳与方剂

鹿角多于春季拾取,洗净,锯段,用温水浸泡,捞出,锉片,晾干;或锉成粗末用。

【用法用量】　鹿角多入丸药用,也常用作浸酒的原料。一次量为 4.5～9 克。

【注意事项】

(1)阴虚阳亢者忌服。

(2)置干燥处贮藏。

鹿角丸子

二 至 丸

【原料】 鹿角、麋角各60克,鹿茸、炮附子、桂心、炒补骨脂、炒杜仲各30克,青盐15克。

【做法】 上药加工成粉末,过筛取粉,酒糊为丸备用。

【用法】 每日2次,每次3克,于空腹时用核桃肉细嚼,以温酒或淡盐开水送下。

【说明】 本方出自《世医得效方》,用于治疗老人、虚弱人肾气虚弱,腰痛不可屈伸。

鹿 角 丸

【原料】 鹿角60克,川牛膝45克。

【做法】 上药研为细末,炼蜜为丸,如梧桐子大备用。

【用法】 每服70丸,空腹用淡盐开水送下。

【说明】 本方出自《济生方》,用于治疗骨虚极,面肿垢黑,脊痛不能久立,气衰发落齿槁,腰脊痛,甚则喜唾。

鹿角秋石丸

【原料】 鹿角240克,秋石30克。

【做法】 上药煅成灰,研成粉末,用蜜和丸备用。

【用法】 一次用乌梅汤送服9克。

【说明】 本方出自《医略六书》,用于治疗溺血久不止,脉细数。

四、鹿 角 霜

（一）温肾固精选用鹿角霜

鹿角霜为鹿角去胶质的角块，即熬制鹿角胶剩下的骨渣。

【性味归经】 味咸，性温；归肝、肾经。

【功能主治】 温肾益气，固精助阳，收敛止血。适用于脾肾阳虚，食少吐泻，白带，遗尿尿频，崩漏下血，痈疽痰核。

【补益妙用】

（1）鹿角霜研成细粉，每日空腹时用温酒调下，治疗腰痛，夜多小便，膀胱宿冷。

（2）鹿角霜、生龙骨、煅牡蛎研粉制丸，用淡盐开水送下，治疗盗汗遗精。鹿角霜、白茯苓、秋石各等份，研成粉末，糊丸，用米饮汤送下，治疗膏淋。

（3）鹿角霜、白茯苓各等份，研成粉末，用酒糊丸，用淡盐开水送下，治疗小便频数。

【历代医论】

《本草蒙筌》：治疗同鹿角胶，功效略缓。

《医学入门》：治五劳七伤羸瘦，补肾益气，固精壮阳，强骨髓，治梦遗。

《神农本草经逢原》：治脾胃虚寒，食少便溏，胃反呕吐。

《四川中药志》：补中益血，止痛安胎。治折伤，痘疮不起，疗疮，疮疡肿毒。

《本草便读》：鹿角胶、鹿角霜，性味功用与鹿茸相近，但少壮衰老不同，然总不外乎血肉有情之品，能温补督脉，添精益血。如精血不足而可受腻补，则用胶；若仅阳虚而不受滋腻者，则用霜可也。

【现代研究】

主要成分：鹿角霜主要成分为磷酸钙、碳酸钙、氮化物及胶质等。

（二）鹿角霜药膳与方剂

鹿角霜又叫鹿角白霜。春、秋二季生产，将骨化角熬去胶质，取出角块，干燥。古代在制取鹿角霜的过程中，有不提出胶质者，也有加入其他辅料药者。

【用法用量】 鹿角霜多用作煎剂、做散，成药入丸剂、冲剂等。一次量为 4.5～9 克。

【注意事项】

(1)阴虚阳亢者忌服。

(2)置干燥处，防止受潮。

1. 鹿角霜煎汤

补肾通痹汤

【原料】 鹿角霜、鹿蹄草、肉苁蓉、熟地黄、楮实子各 15 克，薏苡仁 30 克，巴戟天、炙狗脊、怀牛膝、川续断各 10 克，制附子 8 克，土鳖虫 5 克。

【做法】 先煎鹿角霜 20 分钟，然后放入余药煎 2 次，合并 2 次煎汁服用。

【用法】 分 2 次于空腹时温服。

【说明】 本方补肾壮骨，祛风通络，用于治疗强直性脊柱炎、肥大型腰椎炎。

益肾通络汤

【原料】 鹿角霜、肉苁蓉、煨楮实子、熟地黄各 15 克,巴戟天、川续断、怀牛膝、炙狗脊各 10 克,土鳖虫、水蛭各 6 克,紫河车、淡附片各 3 克,薏苡仁 30 克。

【做法】 先煎鹿角霜 20 分钟,再放余药煎 2 次,合并 2 次煎汁服用。

【用法】 分 2 次于空腹时温服。

【说明】 本方补肾坚骨,活血通络,用于治疗腰膝酸软,或腰背僵硬,畏寒肢冷,关节拘挛,筋骨痿弱。

2. 鹿角霜散剂

庶 角 方

【原料】 鹿角霜、土鳖虫各 6 克。

【做法】 鹿角霜加工成细末,过筛取粉;土鳖虫加水煎 2 次,合并 2 次煎汁服用。

【用法】 每日 2 次,用药汁送服鹿角霜粉 3 克。

【说明】 本方出自《医学正传》,用于肾亏夹瘀之腰痛,腰痛已久,痛有定处,晨起痛甚,活动好转,劳动更甚。

3. 鹿角霜丸子

鹿角霜丸

【原料】 鹿角霜、肉苁蓉、炮附子、巴戟天、蜀椒各 30 克。

【做法】 上药研成粉末,过筛取粉,用酒煮面糊和丸备用。

【用法】 每日 2 次,于空腹时用温酒送服 3 克。

【说明】 本方出自《圣济总录》,功能温阳气,补精髓,用于治疗肾寒羸瘦。

(三)鹿角霜成药

女 金 丸

【原料】 鹿角霜、当归、白芍、川芎、熟地黄、党参、炒白术、茯苓、甘草、肉桂、益母草、牡丹皮、没药、延胡索、香附、阿胶等。

【用法】 每日 2 次,水蜜丸每次 5 丸,大蜜丸每次 1 丸。

【说明】 据《中华人民共和国药典》所载,本方益气养血,理气活血,止痛,用于治疗气血两虚,气滞血瘀,月经不调,月经提前,月经错后,月经量多,神疲乏力,经水淋漓不净,行经腹痛。

乌鸡白凤丸

【原料】 乌鸡、鹿角霜、鹿角胶、鳖甲、煅牡蛎、桑螵蛸、人参、黄芪、当归、白芍、香附、生地黄、熟地黄、川芎、山药、芡实等。

【用法】 每日 2 次,水蜜丸每次 6 克,小蜜丸每次 9 丸,大蜜丸每次 1 丸。

【说明】 据《中华人民共和国药典》所载,本方补气养血,调经止带,用于治疗气血两虚,身体瘦弱,腰膝酸软,月经不调,崩漏带下。

生 乳 丸

【原料】 鹿角霜、当归、生地黄、川芎、生白芍、通草、麦芽、穿山甲、漏芦、麦芽、生黄芪、广木香、王不留行等。

【用法】 每日 2 次,每次 1 丸。

【说明】　据《北京市中药成方选集》所载,本方补气,活血,下乳,用于治疗产后气血亏损,乳少,乳汁不足。

锁阳固精丸

【原料】　鹿角霜、锁阳、肉苁蓉、制巴戟天、补骨脂、菟丝子、杜仲、八角茴香、韭菜子、芡实、莲子、莲须、煅牡蛎、煅龙骨、熟地黄等。

【用法】　每日2次,水蜜丸每次6丸,大蜜丸每次1丸。

【说明】　据《中华人民共和国药典》所载,本方温肾固精,用于治疗肾阳不足,腰膝酸软,头晕耳鸣,遗精早泄。

定坤丹

【原料】　鹿角霜、红参、鹿茸、西红花、三七、白芍、熟地黄、当归、白术、枸杞子、黄芩、香附、茺蔚子、川芎、阿胶、延胡索等。

【用法】　每日2次,每次半丸至1丸。

【说明】　据《中华人民共和国药典》所载,本方滋补气血,调经舒郁,用于治疗气血两虚,气滞血瘀,月经不调,行经腹痛,崩漏下血,赤白带下,血晕血脱,产后诸虚,骨蒸潮热。

通乳颗粒

【原料】　鹿角霜、黄芪、当归、熟地黄、白芍、丹参、柴胡、穿山甲、王不留行、路路通、漏芦、天花粉、瞿麦、通草、川芎等。

【用法】　每日3次,每次2袋。

【说明】　据《中药成方制剂》所载,本方益气养血,通络下乳,用于治疗产后气血亏损,乳少,无乳,乳汁不通。

五、鹿 肉

(一)温补五脏选用鹿肉

鹿肉,为鹿科动物梅花鹿或马鹿的肉。

【性味归经】 味甘,性温;归脾、肾经。

【功能主治】 补五脏,调血脉。适用于虚劳羸瘦,产后无乳。

【补益妙用】

(1)用于虚劳不足。鹿肉黄芪汤,用鹿肉、黄芪、大枣,加水炖煮至肉熟透,喝汤食肉。能辅助治疗气血不足,虚羸少气及产后缺乳。

(2)用于精亏腰脊酸痛。鹿肉杜仲汤,鹿肉与杜仲加水炖煮,至肉熟透,加食盐、胡椒调味,吃肉喝汤,治疗肝肾不足,阳虚精少,筋骨不健,腰背酸痛、脚膝乏力、阳虚尿频等。

【历代医论】

《名医别录》:补中,强五藏,益气力。生者疗口僻,割,薄之。

《食疗本草》:补虚羸瘦弱,利五藏,调血脉。

《本草纲目》:鹿肉味甘,温,无毒。补虚羸,益气力,强五脏,养血生容。鹿之一身皆益人,或煮,或蒸,或脯,同酒食之良。大抵鹿乃仙兽,纯阳多寿之物,能通督脉,又食良草,故其肉、角有益无损。

《医林纂要》:补脾胃,益气血,补助命火,壮阳益精,暖腰脊。

《随息居饮食谱》:强筋骨。

【现代研究】

主要成分：含有水分 75.76％，粗蛋白质 19.77％，粗脂肪 1.92％，灰分 1.13％。

（二）鹿肉药膳与方剂

鹿宰杀后，去内脏及外皮，剔骨，取肉鲜用。

【用法用量】　鹿肉多作药膳食用，也有加米煮粥的，适量食用。

【注意事项】

（1）上焦有痰热，胃内有火，阴虚火旺吐血者慎服。

（2）置于阴凉处，避免高温、日光直射。久藏宜存放于冰箱冷藏，开启后尽早食用。

1. 鹿肉粥

鹿　肉　粥

【原料】　鹿肉、粳米各 50 克，葱、生姜、料酒、食盐、胡椒粉各适量。

【做法】　将鹿肉洗净，切成丝；粳米淘洗干净。炒锅中放菜油，烧至七成热，下葱、生姜末煸炒，再加入鹿肉丝稍炒，烹上料酒，加入清水及粳米煮沸，撇去浮沫，转为小火慢慢熬煮，粥成后，再调入食盐、胡椒粉即可食用。

【用法】　作早、晚餐温热食用。

【说明】　本膳在《养生随笔》中有介绍，有补肾益精的作用，用于调治肾虚体弱，精少健忘。

2. 鹿肉药膳

人参鹿肉汤

【原料】 红参、肉桂各 3 克,鹿肉 250 克,炙黄芪、枸杞子、怀山药、当归、白术、白茯苓、熟地黄、肉苁蓉、白芍、酸枣仁、菟丝子、怀牛膝、淫羊藿各 5 克,葱、生姜、胡椒粉、食盐适量。

【做法】 将鹿肉除去筋膜,洗净,放沸水中氽一下,切成 3 厘米大小的块;人参浸软,切作薄片;枸杞子拣去杂质,洗净;炙黄芪、白术、白茯苓、熟地黄、肉苁蓉、白芍、酸枣仁、怀山药、当归、菟丝子、怀牛膝、淫羊藿用洁净纱布袋盛装,扎紧袋口。把鹿肉及药袋放大锅中,加水煮 2 小时,放入枸杞子,并放葱、生姜、胡椒粉、食盐及水适量,再用小火炖半小时即成。

【用法】 吃红参、鹿肉、枸杞子,喝汤。

【说明】 鹿肉是壮阳益精有效食物,配以红参等大量温补药物,心脾肾兼补,用于调治眩晕,心悸,面白少华,胸闷胸痛,精神萎靡,四肢不温。

红烧鹿肉

【原料】 鹿肉 2 500 克,玉兰片 25 克,香菜、葱、生姜、料酒、酱油、花椒水、食盐、白糖、鸡清汤、湿淀粉、香油各适量。

【做法】 将鹿肉洗净,略烫,切块;玉兰片泡发,切片;将菜油倒入铁锅中,烧热后放入鹿肉,炸至火红色时捞出,用葱、姜煸锅后,倒入适量鸡清汤、酱油、花椒水、料酒、食盐、白糖,再下鹿肉,煮沸后用小火炖 2~3 小时,待鹿肉熟烂时再用大火煮沸,放入适量水淀粉勾芡,撒上香油和香菜段后出锅食用。

【用法】 佐餐食用。

【说明】 本膳有补肾温阳,益精暖腰的作用,对于性保健,提高性功能有裨益。

参茸炖蹄筋

【原料】　鹿茸 3 克,人参 5 克,蹄筋 50 克,菜油、生姜、料酒、食盐各适量。

【做法】　将鹿茸、人参分别切成薄片;蹄筋放锅中,加水煮半小时,然后停火,连浸 1 天,洗净,切成小段。炒锅放火上,放菜油,炒至七成热,下生姜片炸出香味,下蹄筋,炒几下后,烹入料酒,加鹿茸片、人参片,并加水至足量,盖好,炖煮半小时,放食盐调味食用。

【用法】　佐餐食用。

【说明】　蹄筋有良好的补益作用,食之对于筋弱者有保健作用。筋骨弱,多从补肝肾着手调治。人参、鹿茸有很好的补益肝肾作用,故宜于筋骨弱者食用。

鹿桃二肉汤

【原料】　鹿肉 100 克,核桃肉 10 克,葱、生姜、料酒、食盐各适量。

【做法】　将鹿肉洗净,略烫,切成小块,放入砂锅,再加核桃肉(用布包好)、生姜、料酒、大葱、食盐,先用大火煮,再改小火慢煮,以鹿肉熟烂为度。

【用法】　佐餐食用。

【说明】　本膳有补肾益气的作用,用于调治肾元亏虚,阳痿,早泄,腰膝酸软。

滑熘鹿里脊

【原料】　鹿里脊肉 2 500 克,鸡清汤 100 毫升,荸荠 4 个,豌豆尖 7 棵,料酒、花生油、鸡油、湿淀粉、鸡蛋清、食盐适量。

【做法】 将鹿里脊肉洗净,略烫,切成薄片,用布挤干水分,放在碗内,加入适量湿淀粉、鸡蛋清、料酒、味精和食盐拌匀;荸荠去皮,切成圆片。在锅中倒入花生油,烧热后投入鹿里脊肉滑透,捞出,沥尽油;将鸡清汤和适量料酒、湿淀粉、食盐投入锅中,勾成芡汁;鹿里脊肉和荸荠片一并放入芡汁内,不断翻炒,撒上豌豆尖和鸡油后出锅食用。

【用法】 佐餐食用。

【说明】 本膳有温肾益精,补气养血的作用,有助于提高性功能。用于调治肾精亏损,气血不足,阳痿,早泄,梦遗,滑精,面色无华,神疲乏力,腰脊酸痛。

鹿筋补益汤

【原料】 补骨脂、肉苁蓉、黑豆各9克,骨碎补6克,鹿筋2条,黄酒、食盐适量。

【做法】 用水煲汤,供两人食用。

【用法】 吃鹿筋、黑豆、喝汤,佐餐食用。

【说明】 本膳有补肝肾,强腰膝,壮筋骨的作用,用于调治骨质疏松,老年性便秘。

六、鹿 血

（一）补虚益精选用鹿血

鹿血，为鹿血的干燥品。

【性味归经】 味咸，性温；归肝、肾经。

【功能主治】 补虚，补血，益精。适用于贫血，性神经衰弱，遗精。

【补益妙用】

（1）用于虚劳腰痛。《本草新编》介绍，鹿血用滚酒调，热服，调血脉，止腰痛。

（2）用于贫血。《四川中药志》介绍，鹿心血，研细，兑酒服，治疗老年人心悸、失眠。

（3）用于虚劳出血。《本草纲目》介绍，干鹿血，炒枯，将酒淬熏二三次，仍用酒淬半杯和服之，治疗鼻血时作。

【历代医论】

《唐本草》：主狂犬伤。鼻衄，折伤，阴痿，补虚，止腰痛。

《日华子本草》：治肺痿吐血及崩中，带下，和酒服之良。

《日用本草》：补阴，益营气。

《本草纲目》：大补虚损，益精血，解痘毒、药毒。

《本草新编》：调血脉，止腰痛，鹿血滚酒调，热服。

《医林纂要》：行血祛瘀，续绝除伤。

（二）鹿血药酒与方剂

宰鹿时取血风干,成紫棕色片状,称为作鹿血片。也可将鹿血放入白酒内,制成 30％的鹿血酒。

【用法用量】 鹿血多浸酒,成药入片剂、糖浆等。一次量为 3～6 克。

【注意事项】

(1)鹿血性热,阴虚火旺或有实火者忌服。高血压、肾病、糖尿病、肝功能异常者慎用。孕妇忌服。

(2)宰鹿时取血,风干后贮藏。

鹿血药酒

鹿 血 酒

【原料】 鹿血 300 克,白酒 1 000 毫升。

【做法】 宰鹿时取血,放入白酒内调和,即可饮服。

【用法】 每日 1 次,每次 30 毫升。

【说明】 本方出自民间,功能温肾壮阳,用于性功能减退。

（三）鹿血成药

参茸固本片

【原料】 红参、鹿茸血、杜仲、当归、酒白芍、山茱萸、枸杞子、熟地黄、山药、茯苓、牡丹皮、盐泽泻、五味子、鹿茸、菟丝子等。

【用法】 每日 3 次,每次 5～6 片。

【说明】 据《中华人民共和国药典》所载,本方补气养血,用于治疗气血两亏,四肢倦怠,面色无华,耳鸣目眩。

茸血补脑液

【原料】　人参、鹿茸血、枸杞子等。

【用法】　每日 2 次,每次 10 毫升,于空腹时用温开水送下。

【说明】　据《中药成方制剂》所载,本方健脑安神,生精补髓,用于治疗失眠多梦,心悸不宁,健忘耳鸣,精神疲乏,气短懒言。

七、鹿 肾

(一)温肾下乳选用鹿肾

鹿肾又叫鹿冲、鹿鞭,即鹿的阴茎和睾丸。

【性味归经】 味甘,性平;归肝、肾、膀胱经。

【功能主治】 补肾壮阳、下乳。适用于肾虚,性神经衰弱,遗精,滑精,乳汁不足。

【补益妙用】

(1)用于肾虚劳损。《圣惠方》载有两个鹿肾粥方,其中一个是鹿肾加入粳米中煮粥,治疗肾气损虚,耳聋;另一粥方在此基础上加用肉苁蓉,治疗五劳七伤,阳气衰弱,益气力。

(2)用于治阳痿遗精。《四川中药志》介绍,鹿肾、枸杞、菟丝子、巴戟、狗肾,一并研粉制丸服用,治疗阳事不举。

(3)用于血虚不孕,劳损乳汁不足。《中国医学大辞典》介绍,鹿肾熬胶,调入阿胶服用,治疗妇人血虚,淋带,腰膝酸痛,不能受孕。

【历代医论】

《名医别录》:主补肾气。

《千金要方》:主劳损。

《日华子本草》:补中,安五藏,壮阳气,作酒及煮粥服。

《日用本草》:补腰脊。

《河北药材》:补肾益精,活血催乳。

《四川中药志》:治阳痿,肾虚耳鸣,妇人子宫寒冷,久不受孕,慢性睾丸发炎。

【现代研究】

主要成分:含有 16 种氨基酸,其中脯氨酸、甘氨酸、谷氨酸、丙氨酸等含量较高。

(二)鹿肾药膳与方剂

鹿肾,又叫鹿茎筋、鹿鞭、鹿阴茎、鹿冲、鹿冲肾。宰鹿后,割取阴茎及睾丸,除净残肉及油脂,固定于木板上风干,再用温水浸润,切片,晒干或烘干,即鹿肾片;将鹿肾片置炒热的沙子中,炒至松泡取出,筛去沙子,碾粉,即成鹿肾粉。

【用法用量】 鹿肾多用作浸酒、作散、熬膏,居家用作煮粥,做药膳。一次量为 6～15 克。

【注意事项】

(1)鹿肾性热,阴虚火旺者不宜服用。

(2)置阴凉通风处,避免受潮。

1. 鹿肾药酒

鹿 肾 酒

【原料】 鹿肾、狗肾、驴肾、枸杞子、山药、冰糖、上好白酒等。

【做法】 将所有药物放大品瓶中,加冰糖,倒入白酒密封,浸 30 天后服用。

【用法】 每日 1 次,每次不超过 30 克。

【说明】 鹿肾浸酒是医家推崇的服用方法。据《日华子本草》,鹿肾补中,安五藏,壮阳气,作酒及煮粥服。鹿肾与狗肾、驴肾等同浸白酒,性大热,平时易上火者不宜服用。

2. 鹿肾粥

鹿肾粥

【原料】 鹿肾1只,肉苁蓉15克,粳米50克,葱、生姜、食盐、香油、胡椒粉适量。

【做法】 将鹿肾去脂膜,用温水洗净,切成薄片,放沸水中烫一下,捞起备用;肉苁蓉加水500毫升,浸30分钟后,煎30分钟,连煎2次,取汁滤过备用;粳米淘洗干净,放锅中,加肉苁蓉药汁,并加水至足量,置炉子上,用大火煮沸,再改用小火熬煮,粥成后,加入鹿肾片,再煮片刻,调入食盐、香油、葱、姜末及胡椒粉食用。

【用法】 每日1剂,分2次作早、晚餐食用。

【说明】 本方出自《圣惠方》,原用于五劳七伤,阳气衰弱,益气力,适宜于调治肾阳虚衰,腰膝酸痛,筋骨痿弱,阳痿早泄,小便频数,遗尿。

3. 鹿肾药膳

鹿肾羹

【原料】 鹿肾2对,猪精肉500克,葱、肉汤、胡椒粉、食盐各适量。

【做法】 将鹿肾收拾干净,切成丁;猪肉洗净,入沸水锅中略汆,捞出切丁备用。然后将鹿肾丁、猪肉丁、作料及肉汤放入锅中,煮至两丁熟烂,盛入碗中即成。

【用法】 佐餐食用。

【说明】 本膳补虚壮阳,用于阳痿、早泄、遗精、肾虚、耳聋、女子宫寒不孕、慢性睾丸炎等。无病食之可强壮身体。

蘑菇鹿肾

【原料】　新鲜鹿肾1只,罐头蘑菇90克,干贝、海米、水发香菇各30克,嫩母鸡肉、带皮猪肉各500克,葱、生姜、鸡油、鸡清汤、料酒、胡椒粉、湿淀粉、食盐各适量。

【做法】　将蘑菇大的切成4半,小的切成两半,备用;鹿肾顺尿道剖开,削去尿道层,再用沸水烫去外皮,然后再去掉一层白皮,投入沸水锅中煮1小时左右,将鹿肾捞出,用冷水洗净。将鹿肾放锅中,加鸡清汤1 000毫升,放入干贝、海米、香菇、母鸡、猪肉,酌加适量葱、生姜,一同炖烂,捞出鹿肾,切成薄片;锅中倒入鸡清汤750毫升,加蘑菇和适量料酒、胡椒粉、食盐、湿淀粉,再投入鹿肾烩炒,最后淋上鸡油即成。

【用法】　佐餐食用。

【说明】　本膳中鹿肾益肾补精,配合干贝、母鸡肉等补益精血,用于调治肾阳虚衰,月经后期,血亏闭经,经来腹痛,宫寒不孕。

4. 鹿肾散剂

参茸三肾粉

【原料】　鹿肾、狗肾、驴肾各44克,人参14克,鹿茸7克。

【做法】　将鹿茸、人参分别加工成粉末,过筛取粉;鹿肾、狗肾、驴肾一并烘干,加工成粉末,过筛取粉。将各种药粉同放一处,搅和,用瓶盛贮或装胶囊中备用。

【用法】　每日2次,每次3克,于早、晚空腹时用温开水送下。

【说明】　本方出自《北京市中药成方选集》,功能壮阳益肾,用于治疗性神经衰弱,阳痿,早泄,腰膝酸软。

5. 鹿肾膏方

鹿 肾 膏

【原料】 鹿肾 1 对,阿胶 250 克,冰糖 120 克。

【做法】 将鹿肾洗净,温水浸润,切片,烘燥,放入炒热的沙子中,炒至松泡,取出研成粉末,过筛取粉;阿胶用清水漂净,放在碗内,加入水及料酒各 100 毫升,再放锅中,隔水蒸,至开始溶化时,加入鹿肾末及冰糖,拌匀,继续熬透即成。

【用法】 每日 2 次,每次 1 匙,用温开水调下。

【说明】 本方出自《中国医学大辞典》,方中鹿肾温肾壮阳,阿胶添精补肾,合而补益作用较强,服之能使肾阳充盛。用于调治肾阳虚衰,阳痿不育,宫寒不孕,腰膝酸痛,耳鸣,耳聋。

(三)鹿肾成药

三 肾 丸

【原料】 鹿肾、海狗肾、驴肾各 5 条,淫羊藿、茯苓、泽泻、枸杞子、母丁香、肉桂、小茴香各 1 000 克,煨木香、石菖蒲各 120 克,当归身 750 克。

【做法】 鹿肾、海狗肾、驴肾烘干,加工成粉末,过筛取粉;其他各药加工成粉末,过筛取粉。将各种药粉和匀,用炼蜜和为丸备用。

【用法】 每日 2 次,每次 3 克,于空腹时用淡盐开水送服。

【说明】 本方出自《全国中药成方处方集》,功能温肾壮阳,兼能利湿,用于治疗肾阳虚衰,阴囊湿冷,阳痿。

全 鹿 丸

【原料】 鹿肉、鹿角胶、鹿茸、鹿肾、鹿尾、人参、黄芪、枸杞子、熟地黄等。

【用法】 蜜丸剂,每丸重9克。每日2次,每次1丸,于空腹时用温开水送下。

【说明】 本丸药出自《景岳全书》,功能为益气固精,滋补强壮,用于调治精神衰惫,神志不安,腰膝无力,遗精,盗汗,头眩,耳聋,面色萎黄,心悸失眠。

八、鹿 尾

(一)暖腰膝益肾精选用鹿尾

鹿尾为鹿的尾巴。

【性味归经】 味甘、咸,性温;归肝、肾经。

【功能主治】 补腰脊,益肾精。适用于腰脊疼痛不能屈伸,头昏,耳鸣,滑精。

【历代医论】

《中华本草》:补肾阳,益精气,主肾虚遗精,腰脊疼痛,头昏耳鸣。

《青海药材》:为滋补药。治腰痛,阳痿。

《四川中药志》:暖腰膝,益肾精,治腰脊疼痛不能屈伸,肾虚遗精及头昏耳鸣。

《随园食单》:尹文端公品味,以鹿尾为第一。然南方人不能常得。从北京来者,又苦不鲜新。余尝得极大者,用菜叶包而蒸之,味果不同。其最佳处,在尾上一道浆耳。

(二)鹿尾药膳与方剂

鹿尾以马鹿尾为好,梅花鹿尾瘦小,甚少采用。采集时,将鹿尾由尾椎骨处割下,挂起,阴干。以粗壮、黑亮、不带毛、完整者为佳。

【用法用量】　鹿尾用作煮粥,做药膳。一次量为6~10克。

【注意事项】

(1)阳盛有热者忌服。

(2)置阴凉干燥处贮藏。

1. 鹿尾粥

鹿尾粥

【原料】　鹿尾1条,粳米100克,葱、生姜、料酒、香油、食盐、胡椒粉各适量。

【做法】　将新鲜鹿尾去脂膜及尾骨,切作薄片;粳米淘洗干净。炒锅中放香油、葱、姜末煸炒,再加入鹿尾片稍炒,烹上料酒,加入清水及粳米煮沸,撇去浮沫,转为小火慢慢熬煮,粥成后,再调入食盐、胡椒粉即成。

【用法】　分2天温食。

【说明】　本膳在《养生随笔》中介绍,有补肾壮阳,暖腰膝的作用,适宜于调治肾阳不足,性功能低下,阳痿,腰痛,遗精,头昏耳鸣。

2. 鹿尾药膳

人参鹿尾汤

【原料】　鹿尾200克,人参3克,料酒、食盐各适量。

【做法】　人参切成精致薄片,用白酒浸泡法提取人参酒液,泡后人参留用;将鹿尾去骨,切成0.6厘米厚的金钱片。汤勺加入清汤、料酒、食盐,再放入鹿尾片及人参酒液,煮开后撇去浮沫,倒入大汤碗中,将人参片置汤上即成。

【说明】 本膳用于调治肾虚腰痛,阳痿遗精,头昏耳鸣,倦怠乏力。

煨鹿尾

【原料】 干鹿尾 70 克,冬笋 25 克,水发白蘑 200 克,葱、姜、菜油、香油、料酒、食盐、湿淀粉各适量。

【做法】 将干鹿尾用开水发涨,洗净污秽,下锅煮 10 分钟后捞出,煺尽毛桩,再用清水洗净,冷水浸漂 30 分钟,然后放入锅中,加水适量,先用大火煮沸,再用文火炖熬至熟;将熟鹿尾顺骨缝剁成短段,冬笋切成片后用沸水烫透;葱、姜块用刀拍破;鹿尾、白蘑和冬笋用热水略烫,沥干水分。在锅中注入菜油,加热至五成热时,投入葱、姜块,再下料酒、食盐、鹿尾、冬笋、白蘑,改用小火煨 2分钟后,再用大火加热,勾芡,淋上香油即成。

【用法】 佐餐食用。

【说明】 本膳有温补肝肾,强筋健骨的作用,用于调治肝肾亏虚,阳痿,性功能低下。

御府鹿尾

【原料】 加工鹿尾 500 克,腐竹、净冬笋各 60 克,炸豆腐泡 150 克,干贝、水发口蘑、熟火腿各 30 克,水发海米 9 克,菠菜心 10棵,葱、姜、料酒、食盐、鸡油各适量。

【做法】 将鹿尾去骨,切成金钱片;干贝去筋洗净;腐竹用温水泡软,洗净,切成寸段;冬笋用刀拍打、掰成块,在开水中烫一下捞出;火腿切成 3 厘米长、1 厘米宽、0.6 厘米厚的条;菠菜心洗净。锅中放入葱、姜,油烧热烹入料酒,放入清汤、干贝、海米、炸豆腐泡、冬笋块、香菇、火腿条和口蘑,再加入食盐,把鹿尾片放入汤内,汤煮开撇去浮沫,将汤和各料倒入砂锅中,用小火炖 30 分钟,然后放入菠菜心,开锅后淋入鸡油即成。

【说明】　本膳有补肾壮阳,暖腰膝的作用,用于调治腰痛,阳痿早泄。

人参胎盘鹿尾煲

【原料】　枸杞子、山茱萸各 10 克,胎盘 1 具,鹿尾 200 克,人参 3 克,怀山药 20 克,料酒、食盐、胡椒粉各适量。

【做法】　新鲜胎盘放大桶中,加水足量,浸 24 小时,其间反复换水,使去净血水,然后加水煮沸 5 分钟,切成小块;枸杞子、山茱萸、人参、怀山药加水浸泡 2 小时;鹿尾放锅中,加水煮沸 5 分钟,除去骨,切成薄片。瓦罐中放水,加入料酒、食盐、鹿尾片,先用大火煮沸,撇去浮沫,再用小火焖煮 2 小时;将紫河车、人参、枸杞子、山茱萸、怀山药加入瓦罐中,用小火煲煮 1 小时,加胡椒粉调味即成。

【用法】　佐餐食用。

【说明】　本膳中的胎盘、枸杞子、山茱萸滋阴填精,人参大补元气,怀山药健脾和中,鹿尾温壮督阳,合而烩制食用,有壮阳强身的效果,有助于防治阴阳两虚,精血不足病症。精血得补,阴阳充盛,耳鸣可以消除,耳聋可望复聪。

九、鹿 胎

(一)温阳补虚生精选用鹿胎

鹿胎为鹿科动物梅花鹿或马鹿的胎兽及胎盘。

【性味归经】 味甘,性温;归肝、肾、心经。

【功能主治】 益肾壮阳,补虚生精。适用于虚损劳瘵,精血不足,妇女虚寒,崩漏带下。

【补益妙用】

(1)《全国中药成方处方集》(抚顺方)介绍鹿胎膏,以鹿胎配合川芎、当归、白芍、熟地黄等,熬膏服用,治疗男女一切虚劳,气血虚弱,营养不足,腰腿疼痛,精神疲倦,经血不调,子宫虚寒,经血参差,腹痛脐冷,白带稠凝,血枯经闭。

(2)《四川中药志》介绍,鹿胎、当归、枸杞子、熟地黄、紫河车、阿胶为丸,治疗阴虚崩漏带下。

【历代医论】

《本草新编》:健脾生精,兴阳补火。

《青海药材》:治妇女月经不调,血虚、血寒,久不生育。

《四川中药志》:能补下元,调经种子。治血虚精亏及崩带。

《神农本草经逢原》:鹿性补阳益精,男子真元不足者宜之,不特茸、角、茎、胎入药,而全鹿丸合大剂参、芪、桂、附,大壮元阳,其胎纯阳未散,宜为补养天真,滋益少火之良剂。然须参、芪、河车辈佐之,尤为得力。如平素虚寒、下元不足者,入六味丸中为温补精血之要药,而无桂、附辛热伤阴之患。

【现代研究】

主要成分:含有粗蛋白、粗脂肪、各种氨基酸,并含维生素 A、维生素 B_1、维生素 B_2、孕酮、雌酮硫酸盐等。

(二)鹿胎药膳与方剂

鹿胎,又叫鹿胎衣、鹿胎盘、全鹿胎。采集时将妊娠母鹿剖腹,取出胎兽及胎盘,除尽残肉、油脂,置烤炉内烤至干透。

【用法用量】　鹿胎多熬膏用,并作药膳的原料。一次量为6～15克。

【注意事项】

(1)上焦有痰热,胃中有火者忌服。

(2)保持通风干燥。

1. 鹿胎膏方

鹿　胎　膏

【原料】　鹿胎1具,熟地黄4 000克,鹿角胶2 000克,茯苓1 500克,人参、白术、当归、川芎、白芍各500克,甘草50克。

【用法】　每日2次,每次5克,于空腹时用料酒或温开水送服。

【说明】　中成药,膏剂。据《全国中药成方处方集》所载,本膏养血益气,调经祛寒,用于治疗冲任虚损,腰腿酸痛,月经不调,不孕,脐腹冷痛,心悸不宁,头眩,气短乏力,形体瘦弱。

2. 鹿胎丸子

种玉丸

【原料】 鹿肾、鹿茸、鹿角胶、驴肾、海马等。

【用法】 每日 2 次,每次 6 克,于早晚空腹时用温开水送下。

【说明】 中成药,蜜丸剂。本方填精益肾,调经种子,用于治疗肾阳不足,精血虚亏,婚久不孕,症状表现为腰膝酸痛,精神萎靡,健忘不寐,形寒肢冷者。

鹿胎丸

【原料】 鹿胎、制何首乌、仙茅、枸杞子、茯苓、黄精、人参、山茱萸、怀山药、熟地黄、生地黄、天冬、鳖甲、鹿角霜等。

【做法】 将各药加工成粉末,用酒乳汁和为丸备用。

【用法】 每日 2 次,每次 30 丸,于空腹时用白开水送服。

【说明】 本方出自《沈氏尊生书》,功能为补气养血,益阴助阳,暖宫调经,用于治疗气血两亏,子宫寒冷,月经不调,久不受孕,男子肾亏阳痿。

鹿胎冷香丸

【原料】 鹿胎、鹿茸、鹿角霜、党参、白人参、黄芪等。

【用法】 每日 2 次,每次 30 粒,于空腹时用温开水送下。

【说明】 中成药,水丸剂。据《全国中药成方处方集》所载,本方调经种子,温中止带,用于治疗素体虚弱或久病失血,冲任血虚,胞失血养,不能摄精受孕。

十、海　马

（一）北有人参，南有海马

海马是生长在海里的一种特殊的鱼类。它的头十分像马头，又生活在海里，故称海马。

海马是名贵的中药材，人们将其与人参相媲美，称为："北有人参，南有海马。"人参的补益作用是大补元气，海马则是大补元阳。李时珍《本草纲目》说海马"暖水藏，壮阳道"，其性温暖，难产及阳虚多用之。《本草新编》说海马入肾经命门，专善兴阳。传统中成药立嗣丹、三鞭酒、龟龄集酒的配方里都用到了海马。其中龟龄集酒可大补元阳，益肾固本，善治肾阳虚亏，命门火衰，乾隆皇帝多次盛赞是"补酒至尊"。

现代研究证明，海马的乙醇提取物可延长雄小鼠的动情期，具有雄激素样作用。若治疗阳痿不举，可取海马一对，洗净后用料酒湿润，微火烤至黄酥松脆，研成细末，每日2～3次，每次服1.5克，具有较好的效果。

正因为其补阳效佳，阴虚火旺、男子性欲过旺、性功能亢进的人，以及孕妇，都不提倡食用。

（二）补肾壮阳选用海马

海马为海龙科动物克氏海马、刺海马、大海马、斑海马或日本海马除去内脏的全体。

【性味归经】 味甘,性温;归肾、肝经。

【功能主治】 补肾壮阳,消癥瘕。适用于肾虚阳痿、难产、癥瘕、疔疮肿毒。

【补益妙用】

(1)用于肾虚精少,腰膝酸软,尿频。海马、虾仁各15克,仔公鸡1只,一并炖食,治疗遗尿、尿频。

(2)用于肾虚阳痿。海马2只,白酒500毫升,浸泡1周,每日睡前饮服10～15毫升;或用海马炙燥,研成细粉,每日3次,每次服2.5克,用温酒送下。另有配方:海马15克,红参30克,韭菜子60克,焙干,研末,装胶囊,每日2次,每次服1.5克,治疗阳痿。

(3)用于劳损不足。海马15克,鹿茸2克,共研成细末,以仙鹤草50克煎汤,分2次送服,每日1剂,治疗再生障碍性贫血。

(4)用于小儿缺钙,脚软无力。制海马1只,猪尾巴1条,加水共炖熟,1日分数次服用,隔2～3天再服,连服2～3剂。

(5)还用于癥瘕,瘰疬,瘿瘤,阴疽疮肿,外伤出血。

【历代医论】

《本草纲目》:海马,雌雄成对,其性温暖,故难产及阳虚多用之,如蛤蚧、郎君子之功也。暖水藏,壮阳道,消癥块,治疗疮肿毒。

《本草新编》:海马,亦虾属也,入肾经命门,专善兴阳,功不亚于海狗,更善堕胎,故能催生也。海马功用不亚于腽肭脐,乃尚服腽脐不尚海马,此世人之大惑也。谁知海马不论雌雄,皆能勃兴阳道,若赐腽脐,必须用雄者始效,贵价而买,仍是赝物,何若用海马之适用哉。

《本草拾遗》:主妇人难产。

《本草图经》:妇人将产,烧末被服。《异鱼图》云,主难产及血气痛。

《品汇精要》:调气和血。

《神农本草经逢原》:阳虚多用之,可代蛤蚧。

《海南介语》:主夜遗。

《药材学》:温通任脉,用于喘息及久喘。

【现代研究】

(1)主要成分:三斑海马含有谷氨酸、天冬氨酸、甘氨酸、脯氨酸、丙氨酸、亮氨酸等氨基酸;钙、磷、钠、钾、镁、铁、锶、硅等无机元素。刺海马含有蛋白质、脂肪、多种氨基酸。大海马中含精氨酸、天冬氨酸、丙氨酸、亮氨酸、脯氨酸、谷氨酸等 20 多种氨基酸,尚含有药用价值较高的牛磺酸。

(2)药理作用:有性激素样作用、抗衰老等多种药理作用。

性激素样作用:海马的乙醇提取物既能诱发和延长雌性小鼠的动情期,使子宫和卵巢的重量增加,又能使雄鼠前列腺、精囊、肛提肌的重量明显增加,表现为雄激素样作用。

抗衰老:海马能增强小鼠耐缺氧性,减少单胺氧化酶的活性,降低过氧化脂体在体内的含量。海马提取物均有钙通道阻断剂的作用,通过阻断钙内流,达到保护神经元的功效。

另外还具有抗癌活性。

(三)海马药膳与方剂

海马于夏、秋捕捞,洗净,或除去内脏、皮膜,晒干用,切块或打碎入药。净海马用料酒湿润,微火烘烤至酥松,呈黄色,为酒炙海马。

【用法用量】　海马多用于煎剂、浸酒、做散、熬膏,成药入丸剂、胶囊等,居家可作药膳的原料。一次量为 3.5~10 克。

【注意事项】

(1)阴虚有热者不宜。

(2)置阴凉干燥处贮藏,防蛀。

1. 海马药酒

三 鞭 酒

【原料】 鹿鞭、海狗鞭、狗鞭、蛤蚧、海马、鹿茸、人参、青桂花、沉香、龙骨、阳起石、覆盆子、桑螵蛸。

【做法】 以上各品共切碎浸入酒中,密封浸泡 10 日后饮用。

【用法】 每日 2 次,每次 50 毫升,早晚分服。

【说明】 本酒配方出自《全国中成药产品集》,用于调治肾虚遗精,阳痿,神经衰弱,腰背酸痛,贫血头晕,惊悸健忘,自汗盗汗。

壮阳益肾酒

【原料】 枸杞子 50 克,蛤蚧 1 对,海马、鹿茸各 10 克,海参 15 克,淫羊藿、五味子各 30 克,白酒 2 500 毫升。

【做法】 将上药洗净,沥干,用白酒浸于坛内,密封坛口,浸泡 7 天即成。

【用法】 每日睡前饮用 35 毫升,2 个月为 1 个疗程。

【说明】 本酒有益肾气、壮肾阳的作用,用于调治肾阳不足,阳痿遗精,神疲畏寒,腰膝冷痛。

龟龄集酒

【原料】 鹿茸、人参、黑附子各 100 克,海马、石燕各 50 克,生地黄、穿山甲、肉苁蓉、青盐各 40 克,熟地黄、菟丝子各 30 克,杜仲、枸杞子、锁阳、急性子、麻雀脑、川牛膝、补骨脂、地骨皮、天冬、大蜻蜓、淫羊藿、砂仁各 20 克,公丁香 15 克,蚕蛾、甘草、细辛各 10 克,硫黄 2 克,白酒 10 000 毫升。

【做法】 以上各品切成碎片,浸入白酒中,密封浸泡 15 日后饮用。

【用法】　每日 2 次,每次 10～20 毫升。

【说明】　本酒配方出自《全国中药成方处方集》,有大补元阳,益肾固本的作用,用于调治肾阳虚亏,命门之火不足,神疲乏力,头晕耳鸣,畏寒肢冷,腰膝酸软,筋骨酸痛,阳痿早泄,男子不育,女子不孕。

海 马 酒

【原料】　海马 50 克,白酒 500 毫升。

【做法】　将海马研碎浸泡于白酒中,10 日后即可饮用。

【用法】　每日 2 次,每次 10 毫升。

【说明】　本方在《本草图经》中有介绍,有温肾壮阳,活血散寒的作用,用于调治肾阳虚亏,畏寒腰酸,神疲乏力,阳痿早泄,男子不育,尿急尿频。

2. 海马药膳

海马苁蓉鸡

【原料】　海马 1 对,肉苁蓉 30 克,菟丝子 15 克,仔公鸡 1 只,生姜、胡椒粉、食盐各适量。

【做法】　仔鸡去肠杂,洗净,切块,加水与海马一同煨炖;肉苁蓉、菟丝子水煎取浓汁,待鸡烂熟时加入,用生姜、胡椒粉、食盐调味即成。

【说明】　本膳以海马补肾壮阳,肉苁蓉、菟丝子补肾阳,益阴精,用鸡肉补精血,用于调治肾虚阳痿,精少,或肝肾虚亏,不孕。

海马童子鸡

【原料】　童子鸡 1 只,海马 10 克,虾仁 100 克,葱、生姜、料酒、食盐各适量。

【做法】 海马洗净,放温水中浸泡 10 分钟;童子鸡去毛及内脏,将鸡放入蒸钵内,虾仁和海马放在鸡周围,加葱、姜、料酒、食盐等,上笼蒸熟即成。

【用法】 佐餐食用,吃鸡肉、虾仁,喝汤。

【说明】 本膳有补精益气,温中壮阳的作用,用于调治气虚,阳虚,体质虚弱,乏力怕冷,早泄。

3. 海马煎汤

海马鹿茸汤

【原料】 海马 15 克,鹿茸 2 克,仙鹤草 50 克。

【做法】 海马、鹿茸共研为末,以仙鹤草煎汤服用。

【用法】 分 2 次送服,每日 1 剂。

【说明】 本方用于再生障碍性贫血。

4. 海马散剂

海 马 散

【原料】 海马 1 对(雌雄各 1 只)。

【做法】 将海马炙焦,加工成粉末备用。

【用法】 每日睡前,用温开水送服 1.5 克。

【说明】 本方在《食疗本草》中有介绍,用于治疗阳痿,虚烦不眠,神经衰弱。

海马海燕散

【原料】 海马、海燕各等量。

【做法】 上药各取等量研粉备用。

【用法】　每日 2 次,每次服 5 克。

【说明】　本方用于阳痿的保健与治疗。

海马山甲蜈蚣散

【原料】　海马 1 只,穿山甲 100 克,蜈蚣 3 条。

【做法】　上药共研细末备用。

【用法】　每日 2 次,每次 1 克,用料酒冲服。

【说明】　本方用于乳腺癌的保健与辅助治疗。

人参海马粉

【原料】　人参、海马、小茴香各等份。

【做法】　上药共研细末,加食盐少许备用。

【用法】　每次 1 克,用温水送下。

【说明】　本方以人参、海马补元气,壮肾阳,小茴香温肾助阳,用于治疗肾阳虚,元气不足,阳痿腰酸,少气乏力。

5. 海马丸子

海马保肾丸

【原料】　海马、蛤蚧各 1 对,山药、枸杞子、鹿茸、炒白术、锁阳、人参、炒杜仲、狗脊各 9 克,砂仁、炙远志、煅钟乳石各 6 克,茯苓、熟地黄各 18 克,炙黄芪 39 克,酒肉苁蓉 30 克,酒黄精、煅阳起石、炙龟甲、黑芝麻各 3 克,炙淫羊藿 1.5 克,肉桂 4.5 克。

【做法】　上药加工成粉末,过筛取粉,加水和为丸备用。

【用法】　每日 2 次,每次 9 克,用温开水送下。

【说明】　本方出自《北京市中药成方选集》,功能为滋阴益气,补肾助阳,添精益髓,用于治疗肾精不足,阳气亏虚,阳痿。

海马平喘散

【原料】 海马 5 克,当归 10 克。

【做法】 先将海马捣碎,再加入当归和水,共煎 2 次,合并 2 次煎汁服用。

【用法】 每日分 2 次服。

【说明】 本方用于治疗肾虚哮喘。

立嗣丹

【原料】 海马 1 对,全蝎 1 只,石燕、阳起石、蛤蚧、鹿茸、火麻仁、肉苁蓉各 9 克,冰片、麝香各 0.3 克。

【做法】 石燕炒 7 次,全蝎炒熟,蛤蚧用酒炙至黄色,火麻子去油,肉苁蓉用酒浸 1 夜,焙干。以上各品共研细末和匀,再用甘草熬膏制成丸,如梧桐子大备用。

【用法】 每日 1 次,每次 9 丸,睡前用盐酒送服。

【说明】 本方用于治疗阳痿。

还童丹

【原料】 海马 1 对,肉苁蓉 39 克,沉香、白茯苓、木通、熟地黄、晚蚕蛾、桑螵蛸、巴戟天、安息香、益智仁、牛膝、葫芦巴各 37克,木香 55 克,红花、没药、莲子心、净莲肉、细墨、龙骨、朱砂各 18克,菟丝子、母丁香各 26 克,补骨脂、青盐各 11 克,麝香 3 克。

【做法】 海马微炙炒,巴戟天酒浸去心,牛膝、葫芦巴、菟丝子、肉苁蓉、补骨脂分别酒浸,没药研末,龙骨煅灰,安息香研细。以上各品共捣为粉,酒糊为丸,如梧桐子大备用。

【用法】 每日服 1 次,每次 30 丸,渐加至 50 丸,空腹用温酒或温开水送服,夏季可用清茶送服更佳。

【说明】 本方出自《摄生众妙方》,用于治疗肾阳不固,气血不足,阳痿早泄,筋骨不壮,食少,早衰。

(四)海马成药

老　奴　丸

【原料】　山茱萸、海马、蛇床子、车前子、肉苁蓉、菟丝子、巴戟天、淫羊藿、荜澄茄、大茴香、金樱子、补骨脂、木香、母丁香、韭菜子等。

【用法】　蜜丸剂。每日2次,每次1丸。

【说明】　本方出自《毓麟验方》,功能为温肾补气,生精壮阳,用于治疗腰膝无力,阳事不兴。

复方皂矾丸

【原料】　皂矾、西洋参、海马、肉桂、大枣、核桃仁等。

【用法】　蜜丸剂。每日3次,每次7~9丸,食后即服。

【说明】　据《中药成方制剂》所载,本方温肾健髓,益气养阴,生血止血,用于治疗再生障碍性贫血,白细胞减少症。

海马多鞭丸

【原料】　海马、枸杞子、蛤蚧、韭菜子、锁阳、狗鞭、驴鞭、牛鞭、貂鞭、鹿茸、小茴香、菟丝子、潼蒺藜、山茱萸、补骨脂、炒白术、杜仲、红参等。

【用法】　每日2次,每次1丸。

【说明】　据《中药成方制剂》所载,本方补肾壮阳,填精益髓,用于治疗肾阳不足,气血两亏,面黄肌瘦,梦遗滑精,阳痿早泄,腰腿酸软。

男宝胶囊

【原料】 鹿茸、海马、阿胶、牡丹皮、黄芪、驴肾、狗肾、人参、当归、杜仲、肉桂、枸杞子、菟丝子、附子、巴戟天、肉苁蓉等。

【用法】 胶囊剂。每日 2 次,每次 2～3 粒。

【说明】 据《中药成方制剂》所载,本方壮阳补肾,用于治疗肾阳不足,性欲淡漠,阳痿滑泄,腰腿酸痛,肾囊湿冷,精神萎靡,食欲不振。

海马巴戟胶囊

【原料】 海马、巴戟天、鹿茸、生晒参、补骨脂、蛇床子、淫羊藿、枸杞子、韭菜子、锁阳、蛤蟆油、山药、麻雀肉、黄芪、茯苓、甘草等。

【用法】 胶囊剂。早饭前及临睡前淡盐水或温开水送服,每日 2 次,每次 3 粒。

【说明】 据《中药成方制剂》所载,本方温肾壮阳,填精益髓,用于治疗气血两亏,体质虚弱,精力不足,阳痿,早泄。

十一、巴 戟 天

（一）还少丹的故事

明代崇祯年间,有一个年逾六旬的刘员外,因无子嗣,新娶一妾,年方二十。谁知,不过 3 个月,刘员外一病不起,形体羸瘦,疲倦无力,不思饮食,口吐清水,耳中鸣响,遇事易忘,心悸不宁,小便白浊淋漓。万寿宫道长给他服用一种叫"还少丹"的药丸。刘员外服用后,精神大振,饮食大增,身体像换了一个人似的。

喻嘉言听说这件事后,向道长请教:还少丹是什么药? 道长见喻嘉言聪明好学,告诉了还少丹的配方,并讲述方药的作用。这位道长说:饮食男女,人之大欲。食欲、性欲是人的正常欲望,但如不加注意,便可造成肾阳虚、脾阳虚。服用由巴戟天、肉苁蓉等组成的温肾补脾药,可使人身体强健,返老还童,所以叫作还少丹。

对此,喻嘉言很感兴趣,用还少丹治好了不少病人,并在《寓意草》中记载了治疗病例。

追究其源,这方子出自宋代杨士瀛的《仁斋直指方论》,所以被称作杨氏还少丹。方中用了巴戟天、肉苁蓉等补肾,熟地黄、枸杞子等益精,大枣、茯苓、山药等健脾,对于脾肾虚损,腰膝酸痛、阳痿遗精、耳鸣目眩等有良好疗效。所以,刘员外服用后衰弱病体得以康复,也就不足为怪了。

（二）助阳祛寒湿选用巴戟天

巴戟天为茜草科植物巴戟天的干燥根。

【性味归经】 味辛、甘,性微温;归肾、肝经。

【功能主治】 补肾助阳,散风祛寒湿。适用于阳痿遗精、宫冷不孕、月经不调、少腹冷痛、风湿痹痛、筋骨痿软。

【补益妙用】

（1）巴戟天温而不燥,补而不滞,能补肾阳、强筋骨,治疗阳痿遗泄、腰膝痿软。巴戟天、生牛膝浸酒饮服,治疗虚羸阳道不举、五劳七伤百病。用巴戟天、五味子、人参、熟地黄、肉苁蓉、骨碎补、龙骨研粉制丸,治疗肝肾虚、腰痛、滑精。

（2）巴戟天能助肾阳、散寒湿,治疗痹痛。巴戟丸用巴戟天、牛膝、羌活、桂心、五加皮、杜仲、干姜研粉,炼蜜和丸如梧桐子大,于食前用温酒送服 30 丸,治疗风冷腰胯疼痛、行步不得。

（3）巴戟天还用于治疗劳损,筋骨痿软、尿频白浊、健忘,以及宫冷不孕、月经不调、少腹冷痛。

【历代医论】

《神农本草经》:主大风邪气、阳痿不起,强筋骨,安五脏,补中,增志益气。

《名医别录》:疗头面游风、小腹及阴中相引痛、下气,补五劳,益精。

《本草纲目》:治脚气,去风疾,补血海。

《本草备要》:补肾益精,治五劳七伤,辛温散风湿,治风气脚气水肿。

《药性论》:治男子梦交泄精,强阴,除头面中风,主下气、大风血癞。

《日华子本草》:安五脏,定心气,除一切风。疗水肿。

《本草汇》：为肾经血分之药，盖补助元阳则胃气滋长，诸虚自退，其功可居草薢、石斛之上。

《本草求真》：能祛风除湿，故凡腰膝疼痛，风气脚气水肿，服之更为有益。

《本草求原》：化痰，治嗽喘、眩晕、泄泻、食少。

广州部队《常用中草药手册》：补肾壮阳，强筋骨，祛风湿。治肾虚腰脚无力、痿痹瘫痪、风湿骨痛、神经衰弱、阳痿、遗精、早泄、失眠、妇女不育。

【现代研究】

（1）主要成分：根含蒽醌类、葡萄糖等，根皮含锌、锰、铁、铬等元素。

（2）药理作用：有抗疲劳、降血压、增强免疫力、抗炎等多种药理作用。

增加体重及抗疲劳作用：能显著增加小鼠体重，延长持续游泳时间。

对免疫功能的影响：具有抑制小鼠胸腺萎缩及增加其血中白细胞数的功能。

皮质酮分泌促进作用：巴戟天提取物具有增加血中皮质酮含量的作用，其活性可能是由于下垂体-肾上腺皮质系统受到刺激作用。

降压作用：同属植物的提取物对麻醉猫有显著降压作用，对不麻醉大鼠也有降压作用，但维持时间短，并有一些安定与利尿作用。

抗炎作用：可能具有肾上腺皮质激素样作用。

（三）巴戟天药膳与方剂

巴戟天，又叫巴戟、戟天、巴戟肉。全年均可采挖，洗净，除去须根,晒至六七成干,轻轻捶扁,晒干入药。

【用法用量】 巴戟天多用于煎剂、浸酒、做散、熬膏,成药入丸剂、片剂、冲剂等,居家可用作茶饮、药膳的原料。一次量3~9克。

【注意事项】

(1)阴虚火旺者忌服。

(2)置通风干燥处贮藏,防霉,防蛀。

1. 巴戟天茶饮

巴戟天茶

【原料】 巴戟天5克,红茶3克。

【用法】 用开水冲泡饮用,随饮随添开水,至味淡为止。

【说明】 本茶有补肾阳,壮筋骨,祛风湿,降压的作用,用于调治阳痿,少腹冷痛,小便失禁,子宫虚冷,月经不调,宫寒不孕,风湿寒痹。

2. 巴戟天药酒

巴戟天酒

【原料】 巴戟天、羌活、石斛、生姜各60克,当归90克,牛膝30克,川椒15克,白酒2 500毫升。

【做法】 上药加工成粉末,过筛取粉,以白酒密封7日后饮用。

【用法】 每日早晚各1次,每次10~20毫升。

【说明】 本方出自《圣惠方》,用于调治风湿腰痛,行立不得,风冷或寒湿伤着腰脚,冷痹或疼痛、强直不得屈伸。

巴戟熟地酒

【原料】 巴戟天、甘菊花各 60 克,熟地黄 45 克,枸杞子、蜀椒各 30 克,制附子 20 克,醇酒 1 500 毫升。

【做法】 上药加工成粉末,过筛取粉,用醇酒密封 21 天后饮用。

【用法】 每日早晚各 1 次,每次 10～20 毫升。

【说明】 本酒有补肾壮阳,长肌肉,悦容颜的作用,用于调治肾阳久虚,阳痿早泄、腰膝酸软。

海蛇药酒

【原料】 海蛇干、巴戟天、防风、羌活、汉桃叶、鸡血藤、两面针、川芎、何首乌、菊花、陈皮、川牛膝、熟地黄、桂枝、独活、党参、杜仲、红花等。

【用法】 口服。每次 10～25 毫升,每日 3 次。

【说明】 据《中药成方制剂》所载,本方祛风除湿,舒筋活络,强身壮骨,用于治疗风寒湿痹,关节肿胀、疼痛,麻木,屈伸不利,腰膝酸痛,头晕乏力。

3. 巴戟天药膳

巴戟胡桃炖猪脬

【原料】 巴戟天 30 克,胡桃 24 枚,猪脬 200 克,生姜、料酒、食盐各适量。

【做法】 将巴戟天,胡桃取肉洗净,猪脬用粗盐擦洗净,用沸水烫过。把巴戟天、胡桃肉放入猪脬内,置于炖盅内,加生姜、足量开水,炖盅加盖,小火隔水炖 1 小时,放料酒、食盐调味食用。

【说明】 本膳有补肾益阳的作用,用于调治肾病属肾气不足,小便频数,夜尿多,或排尿无力,腰膝酸冷。

巴戟天狗肉汤

【原料】 肉苁蓉 15 克,狗肉 150 克,巴戟天 24 克,生姜、料酒、食盐各适量。

【做法】 将狗肉、生姜洗净,起油锅,放入姜片、狗肉,煎炒片刻,铲起;巴戟天、肉苁蓉、小茴香洗净。把全部用料一齐放入瓦锅中,加清水适量,大火煮沸后,小火煮至狗肉熟烂为度,放料酒、食盐调味即可。

【说明】 本膳有补肾壮阳的作用,用于调治糖尿病并发阳痿,肾阳不足,阳事不举,或临房举而不坚,腰膝酸软,头晕目眩,夜尿频数量多,精神萎靡,面色㿠白,舌淡胖苔白润,脉沉细。

巴戟煲鸡肠

【原料】 巴戟天 15 克,新鲜鸡肠 2～3 副,食盐适量。

【做法】 鸡肠清理干净,同巴戟天加清水 2 碗煎至 1 碗,用食盐调味即成。

【用法】 饮汤,食鸡肠。

【说明】 本膳补肾壮阳,用于肾虚夜多小便,阳痿,遗精,遗尿等。

杜仲巴戟山羊肾

【原料】 山羊肾 1 副,杜仲 20 克,小茴香 1 克,巴戟天 15 克,韭菜子 15 克,食盐适量。

【做法】 将羊肾从内侧剖开,洗净,去筋膜;将诸中药与食盐放入羊肾内后,用线扎紧,置容器内熬 30～50 分钟,拣去肾内药物即成。

【用法】 切成片,于晚间食用。

【说明】 本膳温肾壮阳,固精填髓,用于女子肾阳虚导致的带下病,症见白带清冷,量多质清稀,面容晦暗,腰酸如折,小腹怕冷。

巴戟乌鸡肉汤

【原料】 乌鸡肉 200 克,巴戟天、菟丝子各 15 克,党参 30 克,薏苡仁 45 克,鲜土茯苓 60 克,金银花 20 克,生姜、食盐各适量。

【做法】 将乌鸡肉除油脂,切块;土茯苓洗净、切片;菟丝子、金银花洗净,分别用纱布包扎好;巴戟天、党参、薏苡仁洗净,同菟丝子、乌鸡肉一齐放入锅内,放生姜,加入适量清水,小火煲煮 2 小时,再放入金银花煮沸 15 分钟,加食盐调味即成。

【说明】 本膳补肾益脾,清利湿毒,用于白浊、带下病等。

羊肉春温汤

【原料】 人参、巴戟天、白术、杜仲、菟丝子各 15 克,补骨脂 9 克,肉桂 3 克,羊肉 500 克,白酒适量。

【做法】 羊肉洗净,切块;中药洗净,布包,与羊肉共炖熟,加白酒、食盐、味精调味即可。

【用法】 吃肉喝汤。

【说明】 本膳补脾暖宫,用于妇人阴冷,久不受孕。

4. 巴戟天煎汤

巴戟天汤

【原料】 巴戟天 6 克,炮附子、五加皮、石斛、炙甘草、茯苓、当归各 2 克,牛膝、川草薢、肉桂、防风、防己各 1.5 克,生姜 3 片。

【做法】 每日 1 剂,加水煎 2 次,合并煎汁服用。

【用法】 分 2 次于食后温服。

【说明】 本方出自《张氏医通》,用于治疗冷痹脚膝疼痛,行步艰难。

巴戟汤

【原料】 巴戟天、覆盆子、羚羊角(代)、地骨皮、牛膝、酸枣仁各15克。

【做法】 上药加工成粉末,过筛取粉,加水煎煮10分钟,即可取煎汁口服。

【用法】 早晚食前各服1次。

【说明】 本方出自《圣济总录》,用于治疗肾脏风冷,腰脚不利。

春温汤

【原料】 巴戟天、人参、菟丝子、白术、杜仲各15克,补骨脂9克,肉桂3克。

【做法】 每日1剂,加水煎2次,合并煎汁服用。

【用法】 分2次于食后温服。

【说明】 本方出自《辨证录》,用于治疗妇人下身冰冷,非火不暖,交感之时,阴中不温,久不孕育。

救腑回阳汤

【原料】 巴戟天30克,人参15克,附子3克,肉桂6克。

【做法】 每日1剂,加水煎2次,合并煎汁服用。

【用法】 分2次于食后温服。

【说明】 本方出自《辨证录》,功能为温阳散寒,用于治疗严寒之时忽感阴冷直入于腑,手足身皆冷,面目色青,口呕清水,腹中雷鸣,胸胁逆满,体寒发颤,腹中觉有冷气一裹直冲而上,猝不知人。

益智强记方

【原料】 巴戟天、远志、石菖蒲、地骨皮各 12 克,白茯苓 24克,红参 3 克,肉桂 9 克。

【做法】 上药加水浸 1 小时,煎取药汁服用。

【用法】 每日 1 剂,每剂煎 2 次,合并煎汁,分 2 次于空腹时服下。

【说明】 本方出自《琐碎录》,功能为温肾益智,补心壮神,用于治疗记忆力减退,忘前失后,失眠,心悸不宁,形寒怕冷。

5. 巴戟天散剂

巴 戟 散

【原料】 巴戟天、柏子仁、石龙芮、天麻、牛膝、煅牡蛎、菟丝子、炮天雄、肉苁蓉 30 克,草薢、防风、当归、羌活、桑螵蛸各 22.5克,肉桂 60 克。

【做法】 上药加工成粉末,过筛取粉,装瓶备用。

【用法】 每次 6 克,晨起空腹及晚食前以温酒调下。

【说明】 本方出自《圣惠方》,用于治疗风劳,气血不足,脏腑虚伤,肢节烦痛,腰膝无力,形体羸瘦,面色萎黄,小便数多,卧即盗汗。

6. 巴戟天丸子

巴菊枸杞丸

【原料】 巴戟天 90 克,菊花 30 克,枸杞子 180 克,肉苁蓉120 克。

【做法】 上药共研为末,炼蜜为丸备用。

【用法】 每服 50 丸,淡盐开水送下。

【说明】 本方出自《异授眼科》,用于治疗肾虚不足,青膜遮盖瞳仁,视物不明。

巴戟煎丸

【原料】 巴戟天、炮附子、牛膝、补骨脂各 30 克,茴香、川楝子、马蔺、肉苁蓉、芸苔子各 60 克。

【做法】 先将巴戟天加工成粉末,以好酒 2 000 毫升,加入白麸少许,同熬成膏;余药同加工成粉末;然后将众药和膏为丸,如梧桐子大备用。

【用法】 每服 15～20 丸,于空腹时以淡盐开水送下。

【说明】 本方出自《普济方》,用于治疗小肠积冷,饮食减少,面多虚黄,手足常冷。

圣济巴戟天丸

【原料】 巴戟天、甘菊花各 60 克,熟地黄 45 克,枸杞子、蜀椒各 30 克,炮附子 15 克。

【做法】 上药加工成细粉,过筛,炼蜜和丸,如梧桐子大备用。

【用法】 每服 30 丸,于空腹时温水送下。

【说明】 本方出自《圣济总录》,功能为益真气,长肌肉,悦颜色,美食明目。

医统巴戟天丸

【原料】 巴戟天 15 克,石菖蒲、地骨皮、白茯苓、远志、白茯神 30 克,人参 9 克。

【做法】 上药除石菖蒲外加工成细粉,过筛,以黏米粉同石菖蒲汤调为丸,如梧桐子大备用。

【用法】 每日 3 次,每服 30 丸,温水送下。

【说明】 本方出自《医统》,令人聪明善记,可用于治疗健忘。

(四)巴戟天成药

和剂青娥丸

【原料】 补骨脂、杜仲、肉苁蓉、巴戟天、胡桃肉、乳香、没药等。

【用法】 每日 2 次,每次 1 丸。

【说明】 本方出自《和剂局方》,功能为滋补腰肾,益气强筋。用于治疗肾亏虚寒,腰痛耳鸣,筋骨无力,步履艰难。

仙拈青娥丸

【原料】 补骨脂、巴戟天、大茴香、杜仲、胡桃肉。

【用法】 每日 2 次,每服 30～50 丸,空腹温酒下。

【说明】 本方出自《仙拈集》,用于肾虚腰痛。

强 精 丸

【原料】 巴戟天、野山参、鹿茸、覆盆子、淫羊藿等。

【用法】 每日 2 次,每次 6 克,于空腹时用盐开水送下。

【说明】 本方补肾助阳,用于治疗肾虚精亏,下元虚损,性欲低下,腰背酸痛,头晕耳鸣,精神萎靡,面色苍白,畏寒肢冷。

参桂鹿茸丸

【原料】 全鹿肉、巴戟天、黄芪、党参、枸杞子、肉苁蓉、锁阳、菟丝子、葫芦巴、覆盆子、杜仲、熟地黄、生地黄、补骨脂等。

【用法】 每日 3 次,每次 10 克。

【说明】 据《中药成方制剂》所载,本方温肾壮阳,填精补髓,健脾益气,补血养血。用于治疗脾肾阳虚,虚劳,阳痿,泄泻,水肿。

脾肾双补丸

【原料】 人参、巴戟天、山茱萸、五味子、肉豆蔻、山药、橘皮、补骨脂、车前子、砂仁、菟丝子等。

【用法】 每日 2 次,每次 1 丸。

【说明】 本方出自《先醒斋医学广笔记》,功能为滋阴补肾,温脾止泻。用于治疗脾肾虚寒,腹泻腹痛,饮食呕恶。

金 刚 片

【原料】 巴戟天、肉苁蓉、杜仲、淫羊藿、羊腰子、狗肾、硫黄。

【用法】 每日 2 次,每次 6 片,用淡盐开水送下。

【说明】 据《中药成方制剂》所载,本方温阳补肾,益精填髓,强筋壮骨,用于治疗腰膝酸软,阳痿不举,遗精早泄,小便频数。

固本统血颗粒

【原料】 巴戟天、锁阳、菟丝子、肉桂、黄芪、山药、附子、枸杞子、党参、淫羊藿等。

【用法】 每日 2 次,每次 1 袋,饭前用开水冲服,1 个月为 1 个疗程。

【说明】 据《中华人民共和国药典》所载,本方肾健脾,填精益气,用于治疗阳气虚损,血失固摄,畏寒肢冷,腰酸乏力,尿清便溏,皮下紫斑,其色淡暗。

六 合 散

【原料】 巴戟天、杜仲、补骨脂、肉苁蓉、青盐、小茴香、猪腰子等。

【用法】　每日2次,每次6克。

【说明】　本方出自《春脚集》,功能为补腰温阳,祛寒止痛,用于治疗肾虚气亏,腰背酸痛,脚膝痿软,腹痛疝气。

十二、肉苁蓉

(一)肉苁蓉的传说

五代时的卢质,好谐谑,在任后唐庄宗记室时,医官陈玄补为医学博士。有司请卢质写奏章为陈赐官,卢的奏章中有"既怀厚朴之才,宜典从容之职"的句子,意思是说陈某忠厚朴实,宜做闲适的官。其中"厚朴"与"从容"(苁蓉)皆中药名,这两句话用在这里,亦庄亦谐,庄宗看后,连称:"妙!妙!"

北宋著名史学家刘贡父请苏轼等文人学士喝酒,苏轼的子弟有事找他回家,苏便起身告辞。此刻刘贡父正喝得高兴,意欲挽留,笑曰:"幸早里,且从容。"苏轼不加思索,答道:"奈这事,须当归。"在座宾客们听见这般对答,都纷纷称赞两位才智过人,出口成对。原来,刘贡父的出句表面意思是时间还早,不要着急,这六字中却包含了三味水果和一味中药,即杏、枣、李和苁蓉。答句的意思是怎奈这事,必须我回去处理,妙的是六字中也含三果一药,即奈(音 nai,苹果之一种)、蔗、柿和当归。刘、苏在随意谈话中,特别是苏轼于急忙回家前,迅速而贴切地对出这样的妙对,好似信手拈来,非有捷才者不可。

肉苁蓉入药,始载于《神农本草经》中,被列为"上品"之药。它补而不峻,"有从容之号,从容和缓之貌",故名肉苁蓉。

(二)补肾益精润肠选用肉苁蓉

肉苁蓉为列当科多年生寄生草本植物苁蓉的肉质茎。

【性味归经】 味甘、咸,性温;归肾、大肠经。

【功能主治】 补肾阳,益精血,润肠通便。适用于阳痿、不孕、腰膝酸软、筋骨无力、肠燥便秘。

【补益妙用】

(1)肉苁蓉温而不燥,补而不峻,可配合熟地黄、菟丝子、山茱萸等同用,用于劳损不足,肾虚阳痿、遗精、早泄。肉苁蓉、鹿茸、山药、白茯苓各等份,研成粉末,米糊丸梧桐子大,用大枣汤送服30丸,治疗肾虚白浊。

(2)肉苁蓉、鳝鱼烘干,研成粉末,用黄精酒和丸服用,强筋健髓,用于腰膝冷痛、筋骨痿弱。

(3)《证治准绳》肉苁蓉丸,以肉苁蓉、熟地黄、淮山药、五味子、菟丝子为丸,治疗肾虚小便频数。肉苁蓉、山茱萸、五味子研成粉末,蜜丸如梧桐子大,一次用淡盐开水送服20丸,治疗消中易饥。

(4)肉苁蓉能温润滑肠,多用于老年人及病后、产后津液不足,肠燥便秘之症。

【历代医论】

《神农本草经》:主五劳七伤,补中,除茎中寒热痛,养五脏,强阴,益精气,妇人癥瘕。

《药性论》:益髓,悦颜色,延年,治女人血崩,壮阳,大补益,主赤白下。

《日华子本草》:治男绝阳不兴,女绝阴不产,润五脏,长肌肉,暖腰膝,男子泄精、尿血、遗沥,带下阴痛。

《本草经疏》:滋肾补精血之要药,气本微温,相传以为热者误也。甘能除热补中,酸能入肝,咸能滋肾,肾肝为阴,阴气滋长,则五脏之劳热自退,阴茎中寒热痛自愈。肾肝足,则精血日盛,精血盛则多子。妇人癥瘕,病在血分,血盛则行,行则癥瘕自消矣。膀胱虚,则邪客之,得补则邪气自散,腰痛自止。

《本草汇言》:养命门,滋肾气,补精血之药也。男子丹元虚冷而阳道久沉,妇人冲任失调而阴气不治,此乃平补之剂,温而不热,补而不峻,暖而不燥,滑而不泄,故有从容之名。

《玉楸药解》:暖腰膝,健骨肉,滋肾肝精血,润肠胃结燥。

【现代研究】

(1)主要成分:肉质茎含肉苁蓉苷,洋丁香酚苷,2-乙酰基洋丁香酚苷,海胆苷7种苯乙醇苷成分,还含鹅掌楸苷,8-表马钱子苷酸,胡萝卜苷,甜菜碱,β-谷甾醇,甘露醇,N,N-二甲基甘氨酸甲酯和苯丙氨酸、缬氨酸、亮氨酸、异亮氨酸、赖氨酸、苏氨酸等15种氨基酸及琥珀酸,三十烷醇,多糖类。

(2)药理作用:肉苁蓉水溶性成分对小鼠的体液及细胞免疫均有增强作用。肉苁蓉在一定浓度下能促进Ea花结形成,反映其能提高机体的细胞免疫功能。肉苁蓉在体内有促进细胞免疫功能的作用。肉苁蓉能显著缩短小鼠的通便时间,具有促进排便作用。

(三)肉苁蓉药膳与方剂

肉苁蓉,又称为甜苁蓉、苁蓉。多于春季苗未出土或刚出土时采挖,除去花序,切段,晒干用。

古法炮制方法有甜苁蓉、咸苁蓉、淡苁蓉的区别,现已简化不再区分。

肉苁蓉性温而柔润,功能为补肾助阳,与巴戟天相似,都用于治疗下元虚冷的症候,且常配合同用。但巴戟天散风祛寒湿,用于治疗下肢寒湿痹痛;而肉苁蓉则滋液而润燥,可用于治疗津液不足的肠燥便秘。肉苁蓉的性质较巴戟天更为柔润,是一味补阳益阴的药物。

【用法用量】 肉苁蓉在中医传统的丸、散、膏、丹里用得十分普遍,现代多用于煎剂、浸酒、作散、熬膏,成药入丸剂、片剂、冲剂、胶囊、口服液等,居家可用作粥、药膳的原料。每次量为6~9克。

【注意事项】

(1)胃弱便溏,相火旺者忌服。

(2)置通风干燥处贮藏,防蛀。

1. 肉苁蓉药酒

山茱苁蓉酒

【原料】 肉苁蓉60克,杜仲40克,五味子35克,菟丝子、山茱萸、熟地黄、巴戟天、远志、茯苓、泽泻各30克,山药25克,白酒2 000毫升。

【做法】 上药加工成粉末,过筛取粉,加白酒密封浸泡。春夏5日,秋冬7日后开封食用。

【用法】 每次10~20毫升,每日早晚2次,将酒温热空腹服用。

【说明】 本酒补肝肾,暖腰膝,安神定志,充精补脑,用于调治肝肾亏损,头昏耳鸣,怔忡健忘,腰脚软弱,肢体不温。

安 神 酒

【原料】 黄精、肉苁蓉各250克,白酒5 000毫升。

【做法】 上药加工成粉末,过筛取粉,加白酒密封浸泡7日后饮用。

【用法】 每日1次,每次30毫升。

【说明】 据《中药制剂汇编》所载,本酒益精壮阳,用于调治神经衰弱,记忆力减退。

肉苁蓉补酒

【原料】 肉苁蓉、菟丝子、蛇床子、五味子、远志、续断、杜仲各12克,白酒500毫升。

【做法】 将上述各药捣碎,装入纱布袋内,扎紧,置入广口酒瓶,倒入白酒,浸泡7天即成。

【用法】 早晚各服20~30毫升。

【说明】 本酒补虚健肾,益精壮阳,用于性功能低下者。

壮 阳 酒

【原料】 肉苁蓉40克,枸杞子、狗脊、菟丝子、山茱萸、人参各20克,当归15克,蛤蚧尾1对,海狗肾2个,白酒1000毫升。

【做法】 将上述各药物共研为粗末,加白酒入容器内,密封浸泡7天后服用。

【用法】 每日3次,每次5毫升。

【说明】 本酒配方出自《南郑医案选》,功能为益肾壮阳,用于肾阳亏损之阳痿,早泄,精冷,精少,久婚不孕等。

2. 肉苁蓉药膳

肉苁蓉粥

【原料】 肉苁蓉15克,精羊肉100克,粳米50克。

【做法】 肉苁蓉加水100克,煮烂去渣;精羊肉切片,入砂锅中加水200毫升,煎数沸,待肉烂后,再加水300毫升;将粳米煮至米开汤稠时,加入肉苁蓉汁及羊肉再同煮片刻停火,盖紧盖焖5分钟即可。

【用法】 每日早晚温热服。

【说明】 本方补肾壮阳,润肠通便,用于调治阳痿,遗精,早泄,性功能减退。

肉苁蓉虾仁汤

【原料】 肉苁蓉 15 克,小鱼干、虾仁各 60 克,萝卜 100 克,豆腐 250 克,葱、食盐、胡椒粉各适量。

【做法】 肉苁蓉加水煎 1 小时,去渣取汁,加入小鱼干、虾仁,煮 15 分钟;萝卜切丝,豆腐切成小块。将萝卜丝、豆腐块同放锅内,加小鱼干、虾仁,倒入肉苁蓉汤,并加食盐、胡椒粉,煮至熟,加葱即成。

【用法】 佐餐食用,吃鱼干、虾仁、萝卜、豆腐,喝汤。

【说明】 本膳以肉苁蓉为主,配用助阳之食品虾仁、小鱼干,并配以萝卜等,可用于壮阳强身。

白羊肾羹

【原料】 羊肾 4 只,羊脂 60 克,甜苁蓉 50 克,葱、食盐各适量。

【做法】 羊肾洗净,去筋膜,切薄片;羊脂洗净,切块;将甜苁蓉与陈皮、胡椒装入纱布袋内,扎住袋口。将药袋、羊肾、羊脂同放锅内,加水适量,煮 40 分钟,捞出药袋,加入葱、食盐,用小火炖 15 分钟,去葱即成。

【用法】 佐餐食用,吃羊肾,喝汤。

【说明】 本药膳在用羊肾的基础上,加用了温肾益精之肉苁蓉,温脾健胃之胡椒、陈皮,温肾壮阳之功显著,又有温脾开胃之效,有助于提高性功能。

羊肉补阳汤

【原料】 羊肉 500 克,羊脊骨 1 具,怀山药 50 克,肉苁蓉 20

克,菟丝子、核桃肉各 10 克,花椒、八角茴香、料酒、胡椒粉、食盐适量。

【做法】 菟丝子、肉苁蓉洗净,装洁净的纱布袋内;怀山药洗净,切成 0.2 厘米厚的长斜片;羊脊骨剁成数节,用清水洗净;羊肉洗净,放沸水锅中焯去血水,切成 4.5 厘米厚的条状块。将羊脊骨、羊肉连同药袋一并放砂锅内,加清水适量,大火煮沸,去浮沫,放入花椒、八角茴香及料酒,改用小火炖至羊肉熟烂,去药袋、花椒、八角茴香,加胡椒粉、食盐即成。

【用法】 佐餐食用。

【说明】 本膳温肾壮阳,强精壮骨,用于调治肾亏精少,腰膝酸软,神疲乏力,性功能减退。

苁蓉炖羊肾

【原料】 肉苁蓉 30 克,羊肾 1 对,胡椒粉、食盐各适量。

【做法】 肉苁蓉洗净,加水浸半小时;羊肾放清水中浸 2 小时,洗净后对切开,剔除筋膜。将肉苁蓉、羊肾同放砂锅内,加水适量,小火炖熟,加胡椒粉、食盐调味,去肉苁蓉即成。

【用法】 佐餐食用,吃羊肾,喝汤。

【说明】 羊肾与肉苁蓉同用,可调治腰膝冷痛,小便频数,阳痿遗精,妇女宫冷,带下色白质稀,月经量少。

双鞭壮阳汤

【原料】 黄牛鞭、羊肉各 100 克,鸡肉 50 克,狗鞭、枸杞子、菟丝子、肉苁蓉各 6 克,老姜、葱白、花椒、料酒、食盐、猪油各适量。

【做法】 枸杞子、菟丝子、肉苁蓉洗净,用洁净纱布袋盛装;牛鞭加温水发涨,去净表皮,顺尿道对剖开,洗净,浸水中漂 30 分钟;狗鞭用油砂炒酥,放温水中浸 30 分钟,刷洗干净;羊肉洗净,投入沸水锅中,余去血水,捞入凉水内漂洗备用。将牛鞭、狗鞭、羊肉一并放锅内,加清水煮开,去浮沫,放入花椒、老姜、葱白、料酒、鸡肉,煮沸后改用小火煨炖,至六成熟时,滤去花椒、老姜,放入装有枸杞子、菟丝子、肉苁蓉的药袋,小火炖至牛鞭、狗鞭酥烂,将牛鞭、狗鞭、羊肉及鸡肉捞出,牛鞭切成2厘米长的条,狗鞭切成1厘米长的段,羊肉切片,鸡肉切块,一并装碗;取出药包不用,汤中加入食盐、猪油,煮沸后倒入碗内即成。

【用法】 佐餐食用。

【说明】 本膳补肾壮阳、益精添髓,用于调治肾阳不足,精血亏损,阳事不举,或举而不坚,梦遗早泄,滑精频作,以及妇女少腹虚寒,宫冷不孕,性欲淡漠。

3. 肉苁蓉煎汤

益中气汤

【原料】 肉苁蓉、火麻仁各12克,莲子、怀山药各9克,生晒参、枸杞子、橘红、葡萄干各3克,核桃肉、大枣各2枚。

【做法】 每日1剂,加水煎2次,合并煎汁服用。

【用法】 分2次于空腹时温服。

【说明】 本方系近代著名医家蒲辅周的经验方,功能为补益脾胃中气,滋养肝肾阴精,用于治疗心神不宁,饮食减少,形体消瘦,疲劣梦多,记忆力下降,智力减退。

济 川 煎

【原料】 酒肉苁蓉、当归各9克,牛膝6克,泽泻4.5克,升麻、枳壳各3克。

【做法】 每日1剂,加水煎2次,合并煎汁服用。

【用法】 分2次于空腹时温服。

【说明】 本方出自《景岳全书》,功能为温肾益精,润肠通便,用于治疗老年肾虚,大便秘结,小便清长,腰酸足软,背冷畏寒。

4. 肉苁蓉散剂

肉苁蓉散

【原料】 酒肉苁蓉 60 克,炒韭菜子、熟地黄、蛇床子、炒桑螵蛸、白石英、天冬各 45 克,炙鹿茸、菟丝子、磁石各 30 克,五味子、续断、车前子、当归、天雄、龙骨各 22.5 克。

【做法】 将上药加工成粉末,过筛取粉,装瓶备用。

【用法】 每日 2 次,每次 6 克,于食前用温酒调下。

【说明】 本方出自《圣惠方》,功能为温补肾阳,用于治疗房劳虚损,肾阳不足,精血亏损,阳痿,腰酸肢倦,四肢不温,小便余沥,或黄或白,茎中疼痛,囊下湿痒。

阴痿方

【原料】 山药、肉苁蓉、钟乳石、蛇床子、远志、续断、鹿茸各 90 克,料酒适量。

【做法】 上药加工成粉末,过筛取粉,装瓶备用。

【用法】 每日 2 次,每次 1.5 克,用料酒送下。

【说明】 本方出自《千金要方》,功能为温肾培元,养心益精,用于治疗肾阳虚衰,阳痿,精薄而冷,腰酸膝软,腹痛便溏,口淡不渴。

5. 肉苁蓉丸子

七圣丸

【原料】 肉苁蓉、山药各 9 克,炒蚕蛾、怀牛膝、龙骨、白石脂、桑螵蛸各 19 克。

【做法】 上药加工成细粉,过筛取粉,用酒糊为丸,如梧桐子大备用。

【用法】 每日 2 次,每服 20 丸,于空腹时用温酒送下。

【说明】 本方出自《圣济总录》,功能补肾,固精,止浊,用于治疗虚劳内伤,下元不足,小便白淫,余沥不爽,遗精滑泄,腰酸腿弱,性欲淡漠。

三消苁蓉丸

【原料】 炙鹿茸、肉苁蓉、磁石、熟地黄、山茱萸、桂心、炒山药、牛膝、茯苓、黄芪、泽泻、远志、石斛、巴戟天、菟丝子、附子等。

【做法】 将所用药加工成为细粉,过筛取粉,用炼蜜和为丸备用。

【用法】 每日 2 次,每次 5 克,于空腹时用米饮汤送下。

【说明】 本方出自《三因方》,用于治疗多饮、多尿、多食而消瘦的消渴病。

加味左慈丸

【原料】 肉苁蓉、熟地黄各 240 克,山药、山茱萸各 120 克,牡丹皮、茯苓、泽泻各 90 克,灵磁石、柴胡各 30 克。

【做法】 上药加工成为细粉,过筛取粉,用炼蜜和为丸,如梧桐子大备用。

【用法】 每日 2 次,每次 6 克,于食后用温开水送下。

【说明】 本方出自《小儿药证直诀》,以六味丸中加磁石之镇摄,柴胡之生发,肉苁蓉之温养,共奏滋肝肾,潜风阳之功,用于治疗耳鸣耳聋,头晕神疲,倦怠乏力。

肉苁蓉丸

【原料】 肉苁蓉、菟丝子、蛇床子、五味子、远志、续断、杜仲各等份。

【做法】 上药加工成为细粉,过筛取粉,用炼蜜和为丸,如梧桐子大备用。

【用法】 于晨起及睡前空腹时,各服 5 丸。

【说明】 本方出自《医心方》,用于治疗男子五劳七伤,阴痿不起,积有十年,痒湿,小便淋沥,溺时赤时黄。

圣惠肉苁蓉丸

【原料】 酒肉苁蓉、蛇床子、远志、五味子、防风、炮附子、酒菟丝子、巴戟天、炙杜仲各等份。

【做法】 上药加工成为细粉,过筛取粉,用炼蜜和为丸,如梧桐子大备用。

【用法】 于空腹时用温酒或淡盐开水送服 20 丸,渐加至 40 丸。

【说明】 本方出自《圣惠方》,用于治疗虚损,暖下元,益精髓,利腰膝。

苁蓉丸

【原料】 炙鹿茸、酒肉苁蓉、山茱萸、石龙芮、石菖蒲、酒菟丝子、羌活、煅磁石、石斛、炮附子各 30 克,全蝎 2 个,麝香 1 克。

【做法】 上药加工成为细粉,用炼蜜和为丸备用。

【用法】 每日 2 次,每次 6 克,于空腹时用温酒或淡盐开水送下。

【说明】 本方出自《圣惠方》,功能为暖肾补阳,用于治疗肾虚耳鸣,腰膝酸软,畏寒肢冷。

苁蓉四倍丸

【原料】 枸杞子、肉苁蓉、怀牛膝各 120 克,白菊花 60 克。

【做法】 将上药加工成粉末,用炼蜜和为丸备用。

【用法】 每丸重 15 克。每日 2 次,每次 1 丸,用温开水送下。

【说明】 本方出自《圣济总录》,用于治疗阴精不足,头晕目眩,腰痛酸软,耳鸣耳聋,精液量少,血精时下,舌淡黄,舌质红,脉细尺弱。

补肾肉苁蓉丸

【原料】 肉苁蓉、磁石、熟干地黄、菟丝子、鹿茸各 60 克,肉桂、附子、补骨脂、杜仲、龙骨、牛膝、石斛各 30 克,山茱萸、山药、石南叶、白茯苓、泽泻、黄芪、五味子、覆盆子、远志、草薢、巴戟天各 9 克。

【做法】 上药加工成为细粉,过筛取粉,用炼蜜和为丸,如梧桐子大备用。

【用法】 于晨起及睡前空腹,每服 30 丸。

【说明】 本方出自《圣惠方》,用于治疗肾脏久虚,面色萎黑,足冷耳鸣,四肢羸瘦,脚膝缓弱,小便滑数。

补肾磁石丸

【原料】 肉苁蓉、磁石、菟丝子、甘菊花、石决明各 30 克。

【做法】 上药加工成粉末,用雄雀 15 个(去毛、嘴、足,留肠肚),以青盐 60 克,水 2 000 毫升,同煮至雄雀烂、水欲尽为度,取出先捣如膏,和药为丸,如梧桐子大备用。

【用法】 每服 20 丸,于空腹时用温酒送下。

【说明】 本方出自《圣济总录》,用于治疗肾精气虚,眼目昏暗,远视不明,时见黑花,渐成内障。

润　肠　丸

【原料】　酒肉苁蓉 60 克，沉香 30 克。

【做法】　上药加工成粉末，用麻子仁汁打糊为丸，如梧桐子大备用。

【用法】　每服 70 丸，于空腹时用米饮汤送服。

【说明】　本方出自《济生方》，用于发汗，利小便，旺津液，大便秘结。老年人、虚人皆可服用。

鹿茸苁蓉丸

【原料】　鹿茸 3 克，当归 6 克，肉苁蓉、枸杞子、柏子仁、杜仲、菟丝子、潼蒺藜各 9 克。

【做法】　上药加工成细粉，过筛取粉，用炼蜜和丸，如梧桐子大备用。

【用法】　每日 2 次，一次 6 克，于空腹时用温开水送下。

【说明】　本方出自《临证指南医案》，用于治疗劳伤过度，肾亏精耗病症，腰痛，失眠，遗精，阳痿，目视昏花，大便干燥。

益寿地仙丹

【原料】　肉苁蓉 120 克，巴戟天 90 克，枸杞子 60 克，甘菊花 30 克。

【做法】　将各药加工成粉末状，用炼蜜和为丸，如梧桐子大，备用。

【用法】　每次 30 丸，于空腹时用淡盐开水送服，亦可用温酒送服。

【说明】　本方出自《丹溪心法》，补五脏，填骨髓，续绝伤，美髭发，坚持服用，有助于抗衰老，乌须发，延年益寿。

(四)肉苁蓉成药

补 肾 丸

【原料】 肉苁蓉、煅磁石、菟丝子、五味子、枸杞子、石斛、熟地黄、覆盆子、楮实子、车前子、沉香、大青盐。

【用法】 每日 2 次,每次 20 丸。

【说明】 本方出自《证治准绳》,功能为补肾,健脑,明目,用于治疗气血两亏,眼目昏暗,视物不清,头晕耳鸣,健忘失眠,腰酸腿软,足膝无力,阴囊湿冷,小便频数。

强阳保肾丸

【原料】 肉苁蓉、淫羊藿、阳起石、葫芦巴、补骨脂、五味子、潼蒺藜、蛇床子、覆盆子、韭菜子、芡实、肉桂、小茴香、茯苓、远志等。

【用法】 每日 2 次,每次 6 克。

【说明】 据《中华人民共和国药典》所载,本方补肾助阳,用于治疗肾阳不足,腰酸腿软,精神倦怠,阳痿遗精。

蚕蛾公补片

【原料】 雄蚕蛾、人参、熟地黄、白术、当归、枸杞子、补骨脂、菟丝子、蛇床子、仙茅、肉苁蓉、淫羊藿等。

【用法】 每日 3 次,每次 3~6 片。

【说明】 据《中药成方制剂》所载,本方补肾壮阳,养血,填精,用于治疗肾阳虚损,阳痿早泄,性功能衰退。

障眼明片

【原料】 肉苁蓉、白芍、车前子、川芎、党参、甘草、葛根、枸杞子、黄柏、黄精、黄芪、菊花、山茱萸、熟地黄、菟丝子等。

【用法】 每日3次,每次4片。

【说明】 据《中药成方制剂》所载,本方补益肝肾,退翳明目,用于治疗肝肾不足,干涩不舒,单眼复视,腰膝酸软,或轻度视力下降。

天紫红女金胶囊

【原料】 肉苁蓉、黄芪、党参、山药、甘草、熟地黄、当归、阿胶、白术、茯苓、杜仲、桑寄生、益母草、小茴香、牛膝等。

【用法】 每日2~3次,每次3粒。

【说明】 据《中药成方制剂》所载,本方益气养血,补肾暖宫。用于治疗气血两亏,肾虚宫冷,月经不调,崩漏带下,腰膝冷痛,宫冷不孕。

温胃舒胶囊

【原料】 肉苁蓉、党参、附子、黄芪、肉桂、山药、白术、山楂、乌梅、砂仁、陈皮、补骨脂。

【用法】 每日2次,每次3粒。

【说明】 据《中药成方制剂》所载,本方温中养胃,行气止痛,用于治疗中焦虚寒,胃痛,胃脘冷痛,腹胀嗳气,纳差食少,无力。

苁蓉益肾颗粒

【原料】 五味子、巴戟天、肉苁蓉、菟丝子、茯苓、车前子。

【用法】 每日2次,每次1袋。

【说明】 据《卫生部新药转正标准》所载,本方滋阴补气,填精益髓,用于治疗肾气不足,腰膝酸软,记忆减退,头晕耳鸣,四肢无力。

苁蓉通便口服液

【原料】 肉苁蓉、何首乌、枳实、蜂蜜等。

【用法】 每日 1 次,每次 1～2 支(10～20 毫升),睡前或清晨服用。

【说明】 据《卫生部新药转正标准》所载,本方润肠通便,用于治疗老年便秘,产后便秘。

十三、杜 仲

(一)杜仲的故事

相传很多年以前,洞庭湖畔的货物主要靠小木船运输,岸上纤夫由于成年累月低头弯腰拉纤,以致积劳成疾,十有八九患了腰膝疼痛的顽疾。有一位青年纤夫,名叫杜仲,他心地善良,一心要找到能够解除纤夫们疾苦的妙药。

为了实现这一愿望,他告别了父母及纤夫伙伴,上山采药。

有一天,他在山坡上遇到一位采药老人,满心欢喜地上前拜见,可老人头也不回就走了。杜仲心急如焚,疾步追上前,诉说了纤夫们的疾苦。老翁为其精神所感动,从药篓中掏出一块树皮递给他,告诉他这药能治腰膝疼痛,对面高山上有,但山高坡陡,采药可要小心哪!杜仲连连道谢,坚定地向老人指点的山间险道攀登。

半路上,他遇到一位老樵夫。老人听说他要上山顶采药,连忙劝阻:"孩儿,此山巅鸟也难以飞过,猿猴也为之发愁,此去凶多吉少啊!"杜仲一心要为同伴解除病痛,毫不犹豫地往上攀爬。哪知肚子饿得慌,眼冒金星,一失脚翻滚了下来。万幸身子悬挂在一棵大树上,一阵大雨后他醒了过来。这时他高兴地发现,身边那树的树皮不正是要找的吗?! 于是他拼命地采集。但毕竟体力不支,精疲力竭,他被山水冲入洞庭湖中。

洞庭湖畔的纤夫们得知这一消息,立即寻找,终于找到了杜仲,可惜的是,他早已气息全无,但还紧紧地抱着采集到的树皮。

纤夫们认定此药可以治疗自己的病痛,于是将树皮加水煎煮着喝。不久,果真腰膝疼痛好了。

为了纪念杜仲,人们将此树皮命名为"杜仲"。

(二)补肾安胎选用杜仲

杜仲为杜仲科植物杜仲的树皮。

【性味归经】　味甘,性温;归肝、肾经。

【功能主治】　补肝肾,强筋骨,安胎。适用于肾虚腰痛、筋骨无力、妊娠漏血、胎动不安、高血压。

【补益妙用】

(1)肝主筋,肾主骨,肾充则骨强,肝充则筋健。杜仲可补肝肾,故有强筋骨的功效,可治疗肝肾不足,腰膝酸痛乏力等。其性偏温补,能治疗下元虚冷,肾虚阳痿、小便频数,并治肝肾不足眩晕。

(2)用于孕妇体虚,胎元不固,腰酸、胎动。杜仲对于孕妇胎动不安,兼有肝肾不足病症者,多与桑寄生、白术、续断等配伍同用。

(3)庞元英《谈薮》:一少年得脚软病,且疼甚,医作脚气治不效。路钤孙琳诊之,用杜仲一味,寸断片折,每以一两,用半酒半水一大盏煎服,三日能行,又三日痊愈。

(4)用于高血压。现代研究发现,杜仲对早期高血压病有较好疗效,特别是对自觉症状的改善较其他药物显著。

【历代医论】

《神农本草经》:主腰脊痛,补中益精气,坚筋骨,强志,除阴下痒湿,小便余沥。

《别录》:主脚中酸痛,不欲践地。

《药性论》:主肾冷臀腰痛,腰病人虚而身强直,风也。腰不利加而用之。

《日华子本草》:治肾劳,腰脊挛。入药炙用。

王好古:润肝燥,补肝经风虚。

《本草正》:止小水梦遗,暖子宫,安胎气。

《玉楸药解》:益肝肾,养筋骨,去关节湿淫。治腰膝酸痛、腿足拘挛。

《本草再新》:充筋力,强阳道。

《本草纲目》:杜仲,古方只知滋肾,惟王好古言是肝经气分药,润肝燥,补肝虚,发昔人所未发也。盖肝主筋,肾主骨,肾充则骨强,肝充则筋健,屈伸利用,皆属于筋。杜仲色紫而润,味甘微辛,其气温平,甘温能补,微辛能润,故能入肝而补肾,子能令母实也。

《药品化义》:杜仲,沉下入肾,盖肾欲坚,以苦坚之,用此坚肾气,强壮筋骨,主治腰脊酸痛、脚膝行痛、阴下湿痒、小便余沥。东垣云功效如神应,良不爽也。牛膝主下部分,杜仲主下部气分,相须而用。

《本草求真》:杜仲,入肝而补肾,子能令母实也,且性辛温,能除阴痒,去囊湿,痿痹瘫软必需,脚气疼痛必用,胎滑梦遗切要。若使遗精有痛,用此益见精脱不已,以其气味辛温,能助肝肾旺气也。胎因气虚而血不固,用此益见血脱不止,以其气不上升,反引下降也。

【现代研究】

(1)主要成分:杜仲含有杜仲胶、松脂醇二葡萄糖苷、松脂醇-β-葡萄糖苷、杜仲醇、杜仲苷、京尼平苷、京尼平苷酸、桃叶珊瑚苷、木脂素、维生素 C 等。

(2)药理作用:杜仲对中枢神经系统、循环系统、免疫系统、内分泌系统和泌尿系统都有不同程度的调节作用。

增强免疫功能。杜仲具有兴奋垂体、肾上腺皮质系统,增强肾上腺皮质功能和具有免疫促进功能。

降血压作用。杜仲提取物及煎剂对动物有持久的降血压作用。

利尿作用。杜仲的多种制剂对麻醉犬有利尿作用。

此外,杜仲煎剂在试管中有抑制结核杆菌的作用;杜仲有镇静、催眠的作用;杜仲的醇浸剂可减少大鼠肠道中胆固醇的吸收。用杜仲炖猪脚治疗小儿麻痹后遗症也有一定效果。

(三)杜仲药膳与方剂

杜仲,又叫厚杜仲、绵杜仲。于 4～6 月剥取,刮去粗皮,堆置"发汗"至内皮呈紫褐色,晒干。

现代发现,除去粗皮的杜仲,其总成分的煎出率比未去粗皮者高。现通常药房配给的杜仲都经去粗皮加工,可以放心使用。

杜仲属于木质,故入煎时要注意先加水浸透,要浸 1 小时以上;研粉的,要加工成细粉,过筛后用。

杜仲生与熟的作用有所不同,盐炒杜仲在降压和对子宫的抑制作用方面,比生品强。据报道,盐杜仲以 2/100 的用盐量加水溶化拌匀后再加热为好,加热方法以较低温度长时间加热至断丝为佳,其总成分溶出率和炮制品的收得率均较高。

【用法用量】　杜仲在中医传统的丸、散、膏、丹里用得较为普遍,现代多用于煎剂、浸酒、做散、熬膏,成药入丸剂、冲剂、口服液等,居家可用作茶饮、药膳的原料。一次量为 6～15 克。

【注意事项】

(1)精血少者慎用;阴虚火旺者忌用。《雷公炮制药性解》说:精血燥者,不宜多用。《本草经疏》说:肾虚火炽者不宜用。《本草汇言》论述杜仲使用禁忌:如肝肾阴虚,而无风湿病,乃因精乏髓枯,血燥液干,而成痿痹,成伛偻,以致俯仰屈伸不用者,又忌用之。

(2)置通风干燥处贮藏。

1. 杜仲茶饮

杜 仲 茶

【原料】 杜仲 9 克,山楂 6 克,三七 3 片。

【做法】 3 药放杯中,冲入沸水,加盖闷泡 10 分钟即成。

【用法】 当茶饮。

【说明】 本茶饮适用于高血压、高血脂、脂肪肝者。

2. 杜仲药酒

三因杜仲酒

【原料】 姜炒杜仲 500 克,白酒 3 000 毫升。

【做法】 将杜仲和白酒一并放坛内,密封 10 天后饮用。

【用法】 每日 3 次,每次 30 毫升。

【说明】 本方出自《三因方》,用于调治中风筋脉挛急,腰膝无力。

千金杜仲酒

【原料】 炒杜仲 250 克,石南叶、附片各 60 克,羌活 120 克,白酒 10 000 毫升。

【做法】 将各药连同白酒一并放坛内,密封,每日摇动 1 次,连浸 1 个月,滤渣,取酒饮用。

【用法】 每日 2 次,每次 30 毫升。

【说明】 本方出自《千金要方》,功能为温阳祛寒湿,用于调治腰膝冷痛,心腹冷痛,大便溏薄,小便清长,形寒肢冷。

外台杜仲酒

【原料】　杜仲、丹参、川芎各 250 克,白酒 10 000 毫升。

【做法】　将上药放坛内,加入白酒,盖好密封,5 天后取酒饮用。

【用法】　每日 2 次,每次饮服 30 毫升。

【说明】　本方出自《外台秘要》,用于调治急性扭伤,腰痛病症。

杜仲浸酒方

【原料】　蛇床子、杜仲、当归、川芎、干姜、秦艽、附子各 300 克,白酒 6 000 毫升。

【做法】　上药加工成粉末,用白酒于瓷瓶中密封浸泡,7 日后饮用。

【用法】　每次 100 毫升,温服。

【说明】　本方出自《圣惠方》,用于调治风冷腰脚疼痛,屈伸不得。

3. 杜仲药膳

杜仲炖肉

【原料】　杜仲、盐肤木各 30 克,猪肉 100 克,食盐适量。

【做法】　盐肤木取 2 层皮用,连同杜仲放砂锅中,加水浸 1 小时,加入猪肉,用小火炖煮 40 分钟,去 2 药,放食盐调味即成。

【用法】　每日 1 料,吃肉喝汤。

【说明】　本食疗方在《福建中草药》有介绍,用于调治慢性肾炎。

羊肾杜仲五味汤

【原料】 杜仲 15 克,五味子 6 克,羊肾 2 只,葱、食盐适量。

【做法】 羊肾洗净,去筋膜,切碎;杜仲、五味子洗净,用纱布包裹;将羊肾碎块,连同杜仲、五味子药袋放锅内,加水适量,炖至熟透,取出药袋,加葱段、食盐调味即成。

【用法】 佐餐食用。吃羊肾,喝汤。

【说明】 杜仲补肝肾,五味子敛肺滋肾,合羊肾温阳补精,对肾阳不足、阳痿遗精、腰脊酸软者有调治效用。

杜仲羊肾羹

【原料】 杜仲 30 克,红参 6 克,羊肾 4 枚,大蒜 50 克,食盐适量。

【做法】 将红参蒸软,切薄片备用;杜仲加水煎 2 次,取 2 次煎汁备用;羊肾去脂膜,加水煮沸后,倒去水,放入大蒜和杜仲煎汁,红参片也一并放入,煮至羊肾熟,放食盐调味即成。

【用法】 吃羊肾、大蒜、红参片,喝汤。

【说明】 本方系民间治疗腰痛食疗方,有益气温阳,通利经脉的作用。用于调治腰痛俯仰不利,转侧不能,病程较长,面色苍白,神疲形衰。

杜仲咸鱼汤

【原料】 杜仲 6 克,咸鱼 1 尾,萝卜 150 克,豆腐 250 克,葱、胡椒粉各适量。

【做法】 杜仲洗净,加水煎取药汁备用;咸鱼在水中浸 1 小时,洗净,切小块;萝卜洗净,切丝;豆腐切小块。锅中放咸鱼,加水煮沸,加入萝卜丝、豆腐块及杜仲药汁,煮至鱼熟萝卜烂,加葱、胡椒粉即成。

【用法】　佐餐食用。

【说明】　本膳补肝肾,强筋骨,用于调治肾虚腰痛,腰脊酸痛。

杜仲爆羊腰

【原料】　杜仲 15 克,五味子 6 克,羊腰 500 克,生姜、葱、酱油、料酒各适量。

【做法】　将杜仲、五味子加水适量煎煮 40 分钟,去渣,加热浓缩成稠液备用;羊腰洗净,去筋膜臊腺,切成腰花,以芡粉汁裹匀再以素油加热爆炒,至嫩熟,调以杜仲等的浓缩稠液、酱油、姜、葱、料酒等出锅即成。

【用法】　佐餐食用。

【说明】　本方有补肝益肾强腰的作用,用于调治肾虚体弱,慢性腰痛,阳痿。

锅贴杜仲腰片

【原料】　猪腰 200 克,杜仲 10 克,核桃肉 50 克,补骨脂 8 克,火腿肉、猪肥膘肉、鸡蛋清、面粉、生姜末、湿淀粉、猪油、食盐、花椒粉各适量。

【做法】　补骨脂、杜仲、核桃肉烘干,研成粉末;猪腰片净腰臊,切成薄片,火腿、肥膘肉切成同样大小的片;鸡蛋清加面粉及中药粉末;生姜末,湿淀粉,热猪油调成浆;把肥膘肉摊开,抹上蛋清浆,贴上腰片,再抹上蛋清浆,贴上火腿片;然后全部涂蛋面浆,逐个做完。炒锅置大火上,倒入菜油烧至七成热,将贴好的腰片入油锅炸至金黄色捞起,撒上花椒粉即成。

【用法】　佐餐食用。

【说明】　本膳杜仲补肝肾,强筋骨,安胎,合补骨脂补肾壮阳,核桃肉、猪腰补肾壮腰,用于调治腰膝酸痛,筋骨痿弱,阳痿遗精,滑精尿频,胎漏欲坠。

4. 杜仲煎汤

圣济人参汤

【原料】 生晒参、杜仲、菟丝子、桑螵蛸各 15 克,黄芪、天花粉各 20 克,山茱萸、鸡内金各 12 克,鹿茸 5 克。

【做法】 每日 1 剂,加水煎 2 次,合并煎汁服用。

【用法】 分 2 次于空腹时温服。

【说明】 本方出自《圣济总录》,功能为益气生津,补肾固摄。用于治疗形体消瘦,精神萎靡,腰膝酸软,尿多尿频。

杜 仲 汤

【原料】 杜仲 55 克,肉桂 50 克,甘草 10 克。

【做法】 上药加工成粉末,过筛取粉,装瓶备用。

【用法】 每日 2 次,每次取 9 克,加生姜 3 片,水煎取汁,温服下。

【说明】 本方出自《圣济总录》,用于治疗吐泻交作,小腿抽筋。

杜仲独活汤

【原料】 杜仲、独活各 12 克,肉桂、芍药、炙甘草、葛根各 9 克,麻黄、瓜蒌子、防风、杏仁、干地黄各 6 克,附子 3 克。

【做法】 每日 1 剂,加水和清酒 60 毫升煎 2 次,合并煎汁服用。

【用法】 分 3 次服。

【说明】《外台秘要》卷十七引《古今录验》载录本方,用于治疗腰痛。

降 压 饮

【原料】　生杜仲 12 克,桑寄生 15 克,生牡蛎 18 克,枸杞子、白菊花各 9 克。

【做法】　每日 1 剂,每剂煎 2 次,合并煎汁服用。

【用法】　分 2 次服下。

【说明】　本方益肾养阴,平肝降火,用于治疗高血压病。

5. 杜仲散剂

杜仲木香散

【原料】　炒杜仲、木香、肉桂。

【做法】　上药杜仲、木香各 2 份,肉桂 1 份,加工成粉末,过筛取粉备用。

【用法】　每日 2 次,每次 3 克,于空腹时温酒送下。

【说明】　本方出自《奇效良方》,功能为活血化气,用于治疗腰痛。

杜 仲 散

【原料】　杜仲、熟干地黄、附子、萆薢、石斛、木香各 30 克,桂心、续断、怀牛膝各 15 克,五味子、川芎、当归各 9 克。

【做法】　上药加工成粉末,过筛取粉,装瓶备用。

【用法】　一次取 12 克,加水煎 10 分钟,去渣,加白酒 10 毫升,再煎沸,食前温服。

【说明】　本方出自《圣惠方》,功能为散寒通经,行气活血,用于治疗腰痛难忍。

思 仙 散

【原料】 杜仲、八角茴香各 9 克,川木香 3 克。

【做法】 上药杜仲、八角茴香各 3 份,川木香 1 份,加工成粉末备用。

【用法】 每日 1 次,取药粉 2 克,加白酒煎 2 次,合并煎汁,分2 次服下。

【说明】 本方出自《活人心统》,功能为行气活血,用于治疗气滞腰痛,疼痛时缓时急。

圣济杜仲散

【原料】 炙杜仲 60 克,黄芪、牡蛎各 90 克,麻黄根 15 克。

【做法】 将上药加工成粉末,装瓶备用。

【用法】 每日 2 次,每次取 6 克,于食后温水送下。

【说明】 本方出自《圣济总录》,用于治疗易汗出。

6. 杜仲丸子

大防风丸

【原料】 杜仲、炙黄芪、熟地黄、防风、当归、白芍、白术、川芎、川牛膝各 30 克,红参、羌活、熟附子各 10 克,炙甘草 6 克。

【做法】 上药加水浸 1 小时,加生姜 2 片,大枣 2 枚,煎煮取汁服用。

【用法】 每日 1 剂,每剂煎 2 次,分 2 次于空腹时服下。

【说明】 本方出自《医学正传》,功能为祛风顺气,活血壮筋,用于治疗关节肿痛,肌肤麻木,精神疲乏。

大 造 丸

【原料】　杜仲120克,薏苡仁、白术、潼蒺藜各60克。

【做法】　上药除杜仲外,加工成粉末备用;杜仲加水浸半天,连煎2次,合并煎汁,加备用粉末,制成丸备用。

【用法】　每日2次,每次10克,用温酒送下。

【说明】　本方出自《古方汇精》,功能为补肝肾,健脾胃,用于治疗肾虚腰痛,羸瘦虚损。

不 老 丸

【原料】　红参、杜仲、当归、川牛膝、菟丝子各60克,枸杞子、熟地黄、生地黄、柏子仁、石菖蒲、地骨皮各30克。

【做法】　上药加工成粉末,过筛取粉,用炼蜜和丸备用。

【用法】　每日3次,每次6克,分别于空腹时用温酒或淡盐温开水送下。

【说明】　本方出自《寿亲养老新书》,功能为补肝肾益气血,用于治疗手指颤抖,腰膝酸软,头晕耳鸣,失眠多梦。

杜 仲 丸

【原料】　杜仲、大枣各250克。

【做法】　杜仲去粗皮,焙干,加工成细末,过筛;大枣加水浸涨,去核取肉。用枣肉糊杜仲粉为丸如弹子大备用。

【用法】　每日2次,每次1丸,嚼烂,用糯米汤送服。

【说明】　本方出自《圣济总录》,用于治疗胎动不安。

安 胎 丸

【原料】　杜仲、怀山药各250克,续断100克。

【做法】　杜仲用糯米煎汤浸透,晒干,炒去丝;续断用酒浸透,焙干。将 2 药合怀山药加工成粉末,以水和为丸,如梧桐子大备用。

【用法】 每日 2 次,每次 50 丸,于空腹时用米饮汤送下。

【说明】 本方出自《简便单方》,用于治疗频繁堕胎,妊娠三四个月即堕。

延寿丹

【原料】 杜仲、怀牛膝、菟丝子、肉苁蓉各 125 克,怀山药、天冬、远志、巴戟天各 60 克,枸杞子、人参、赤石脂、车前子、蒲黄、柏子仁、泽泻、熟地黄、生地黄、茯苓、覆盆子、地骨皮、五味子各 30 克。

【做法】 将上药研为末,用炼蜜和为丸,如梧桐子大备用。

【用法】 每日 2 次,每次 70 丸,于空腹时用温开水送下。

【说明】 本方出自《丹溪心法》,功能为滋补肝肾,用于中老年强身延寿服用。

治阴痒方

【原料】 杜仲 120 克,小茴香 60 克,车前子 45 克,山茱萸 90 克。

【做法】 上药加工成为细末,过筛取粉,用炼蜜和为丸,如梧桐子大备用。

【用法】 每晨服 15 克,用白开水送下。

【说明】 本方出自《本草汇言》,用于治疗小便余沥、阴下湿痒。

（四）杜仲成药

千金止带丸

【原料】 杜仲、党参、白术、当归、白芍、川芎、香附、木香、砂仁、小茴香、延胡索、续断、补骨脂、鸡冠花、青黛、椿皮、煅牡蛎等。

【用法】 每日2～3次，每次6～9克。

【说明】 据《中华人民共和国药典》所载,本方健脾补肾,调经止带,用于治疗脾肾两虚,月经先后不定期,量多或淋漓不净,色淡无块,或带下量多,色白清稀,神疲乏力,腰膝酸软。

天麻丸

【原料】 天麻、杜仲、羌活、独活、牛膝、粉萆薢、附子、当归、地黄、玄参等。

【用法】 每日2～3次,水蜜丸每次9克,大蜜丸每次1丸。

【说明】 据《中药成方制剂》所载,本方祛风除湿,通络止痛,补益肝肾,用于治疗风湿瘀阻,肝肾不足,肢体拘挛,手足麻木,腰腿酸痛。

伸筋活络丸

【原料】 杜仲、制马钱子、制川乌、制草乌、当归、川牛膝、续断、木瓜、全蝎、珍珠透骨草、木香等。

【用法】 水泛丸。每日3次,每次5丸,食后服用或遵医嘱。

【说明】 据《中药成方制剂》所载,本方舒筋通络,活血祛瘀,消肿止痛,用于治疗血瘀络阻,骨折后遗症,颈椎病,肥大性脊椎炎,慢性关节炎,坐骨神经痛,肩周炎。

培坤丸

【原料】 杜仲、黄芪、陈皮、甘草、白术、北沙参、茯苓、当归、麦冬、川芎、酸枣仁、核桃仁、山茱萸、远志、熟地黄、五味子等。

【用法】 每日2次,小蜜丸每次9克,大蜜丸每次1丸,用料酒或温开水送服。

【说明】 据《中药成方制剂》所载,本方补气血,滋肝肾,用于治疗妇女血亏,消化不良,月经不调,赤白带下,小腹冷痛,气血衰弱,久不受孕。

舒筋丸

【原料】 杜仲、马钱子、麻黄、独活、羌活、桂枝、甘草、千年健、牛膝、乳香、木瓜、没药、防风、地枫皮、续断等。

【用法】 每日1次,每次1丸。

【说明】 据《中药成方制剂》所载,本方祛风除湿,舒筋活血,用于治疗风寒湿痹,四肢麻木,筋骨疼痛,行步艰难。

腰痛丸

【原料】 杜仲叶、补骨脂、狗脊、续断、当归、赤芍、白术、牛膝、泽泻、肉桂、乳香、土鳖虫等。

【用法】 水蜜丸。每日2次,每次9克,用淡盐温开水送服。

【说明】 据《中药成方制剂》所载,本方补肾活血,强筋止痛,用于治疗肾阳不足,瘀血阻络,腰痛及腰肌劳损。

脂脉康胶囊

【原料】 杜仲、普洱茶、刺五加、山楂、莱菔子、荷叶、葛根、菊花、黄芪、黄精、何首乌、茺蔚子、大黄、三七。

【用法】 每日3次,每次5丸。

【说明】　据《中华人民共和国药典》所载,本方消食,降脂,通血脉,益气血,用于动脉硬化症、高脂血属于治疗瘀浊内阻,气血不足者。

天麻钩藤颗粒

【原料】　杜仲、天麻、钩藤、石决明、栀子、黄芩、牛膝、益母草、桑寄生、首乌藤、茯苓等。

【用法】　每日 3 次,每次 1 袋,开水冲服,或遵医嘱。

【说明】　本方出自《杂病证治新义》,功能为平肝熄风,清热安神,用于治疗肝阳上亢,头痛,眩晕,耳鸣,眼花,失眠。

杜仲补腰合剂

【原料】　杜仲、补骨脂、猪腰、枸杞子、党参、牛膝、熟地黄、菟丝子等。

【用法】　每日 1 瓶,10 瓶为 1 个疗程,一般以 2 个疗程为宜。

【说明】　据《中药成方制剂》所载,本方补中益气,补肾益精,舒筋活络,用于治疗肾虚腰腿疼痛,四肢乏力,精神不振,遗尿尿频,阳痿遗精。

寄生追风液

【原料】　杜仲、独活、槲寄生、秦艽、防风、党参、白芍、熟地黄、牛膝、桂枝、细辛、甘草、当归、川芎、茯苓等。

【用法】　每日 2～3 次,每次 20～30 毫升。

【说明】　据《中药成方制剂》所载,本方补肝肾,祛风湿,止痹痛,用于治疗肝肾两亏,风寒湿痹,腰膝冷痛,屈伸不利。

十四、续 断

(一)续断的传说

从前有个江湖郎中,整天走村串户为人免费看病送药,所到之处深受百姓拥戴。

一天,郎中来到一个山村,遇见一个重病人,在仔细把脉问诊后,打开随身携带的药葫芦,倒出两粒丹药——还魂丹,给他灌了进去。不多久,病人就醒过来了。

病人举家跪谢感恩,把好心的郎中留住下来。乡亲们得知此事,纷纷热情款待郎中,请到家里问病求药。

这事传到了山霸的耳中,他动了坏心思。一天,山霸把郎中请到家中,备了好酒好菜。他告诉郎中,要合伙开药辅,制还魂丹,一道发大财。郎中断然拒绝。这时山霸恼羞成怒,大显威风,怒吼道:"你个小小郎中,敬酒不吃吃罚酒。若不答应,我就打断你的腿,看你还怎么四处行医?"郎中淡淡地说:"还魂丹是祖传救人药,只救人,不图财。"说罢起身离去。山霸一摆手,几个狗腿子一拥而上,用乱棒狠打郎中,直到他满身是血,昏死过去,最后扔到了山沟里。

不知过了多久,郎中醒来发现腿已被打断,爬也爬不成了。他含泪啃吃附近的野草,咬牙支撑着。后来,一个砍柴的青年发现了他,把他背回家中。郎中让青年帮助挖那些长着羽毛样叶子、开紫花的野草,每日煎着喝。在青年人的照顾下,经过服药治疗,2个月后,郎中的伤腿就好了。

郎中对年轻人说:我不能再在这里住了。给我治伤腿的药草就借你的口传给乡亲们吧。这药叫续断,能续接断骨。

(二)强筋续伤选用续断

续断为川续断科多年生草本植物川续断的根,因能"续折接骨"而得名。

【性味归经】　味苦、辛,性微温;归肝、肾经。

【功能主治】　补肝肾,强筋骨,续折伤,止崩漏。适用于腰膝酸软、风湿痹痛、崩漏、胎漏、跌仆损伤;酒续断多用于风湿痹痛、跌仆损伤。盐续断多用于腰膝酸软。

【补益妙用】

(1)续断补肝肾、强筋骨的功效,与杜仲相近,治疗肝肾不足,腰膝酸痛、乏力有效。用续断 60 克,补骨脂、牛膝、木瓜、萆薢、杜仲各 30 克,研成粉末,炼蜜为丸,梧桐子大,于空腹时服 50 丸,治疗腰痛并脚酸腿软。用续断、牛膝研成粉末,温酒调下 6 克,于食前服用,治疗老人风冷,转筋骨痛。《湖南药物志》:治水肿,续断根,炖猪腰子食。

(2)续断能通利血脉,有接骨疗伤作用,为伤科要药,常配伍土鳖虫、自然铜等同用。用续断、牛膝、萆薢、防风、川乌制丸服用,可治疗风寒湿痹、筋骨挛痛。

(3)《本草纲目》介绍,续断酒浸、杜仲姜汁炒去丝,各用 60 克,研成粉末,枣肉煮烊,杵和丸如梧桐子大,一次 30 丸,用米饮汤送服,治疗妊娠胎动两三月即堕病症。寿胎丸用菟丝子 120 克,桑寄生、续断、真阿胶各 60 克,制丸服用,治疗滑胎。

(4)用于妇女经水过多。续断能补肝肾而治崩漏,将续断研成粉末,水煎温服,治疗产后血晕,心腹鞕,乍寒乍热。续断还用于治乳病。

【历代医论】

《神农本草经》：主伤寒，补不足，金疮痈伤、折跌，续筋骨，妇人乳难。

《名医别录》：妇人崩中漏血，金疮血内漏，止痛，生肌肉及腕伤，恶血，腰痛、关节缓急。

《药性论》：主绝伤，去诸温毒，能宣通经脉。

《日华子本草》：助气，调血脉，补五劳七伤，破癥结瘀血，消肿毒，肠风、痔瘘、乳痈、瘰疬、仆损、妇人产前后一切病、面黄虚肿，缩小便，止泄精、尿血、胎漏、子宫冷。

《滇南本草》：补肝，强筋骨，走经络，止经中（筋骨）酸痛，安胎，治妇人白带，生新血，破瘀血，落死胎，止咳嗽咯血，治赤白便浊。

《本草经疏》：为治胎产，续绝伤，补不足，疗金疮，理腰肾之要药也。

《本草汇言》：补续血脉之药也。大抵所断之血脉非此不续，所伤之筋骨非此不养，所滞之关节非此不利，所损之胎孕非此不安，久服常服，能益气力，有补伤生血之效，补而不滞，行而不泄，故女科、外科取用恒多也。

《本草正》：其味苦而重，故能入血分，调血脉，消肿毒、乳痈、瘰疬、痔瘘，治金损跌伤，续筋骨血脉；其味涩，故能治吐血、衄血、崩淋、胎漏、便血、尿血，调血痢，缩小便，止遗精带浊。佐之以甘，如甘草、地黄、人参、山药之类，其效尤捷。

《药品化义》：苦养血脉，辛养皮毛，善理血脉伤损，接续筋骨断折，故名续断。外消乳痈、瘰疬，内清痔漏、肠红，以其气和味清，胎产调经，最为稳当。且苦能坚肾，辛能润肾，可疗小便频数、精滑梦遗、腰背酸痛、足膝无力，此皆肾经症也。若同紫菀用之，调血润燥，治血枯便闭，大能宣通血气而不走泄。

《本草求真》：实疏通气血筋骨第一药也。第因气薄而见精脱、

112

胎动、溺血、失血等症,则又深忌,以性下流者故耳。

《本草正义》:其气温和,气味俱厚,故兼入气血,能宣行百脉,通利关节,凡经络筋骨血脉诸病,无不主之,而通痹起痿,尤有特长。又其味苦而涩,能行能止,则疗崩漏、带下、血痢、淋浊,而女科之胎产经带,奇经八脉诸病,及伤科腕闪跌仆诸证,外疡痈肿溃腐,关节酸痛,屈伸不利等病,类皆赖以成功,其效甚宏,其用颇广,加以呈功颇捷,而性又柔和,无躁烈刚暴之弊。

【现代研究】

(1)主要成分:川续断根含环烯醚萜糖苷等。

(2)药理作用:抗维生素 E 缺乏症;止血、镇痛作用,对痈疡有排脓、止血、镇痛、促进组织再生的作用。

(三)续断药膳与方剂

续断,又叫川续断、川断肉、川断。于 8～10 月采挖后,洗净泥沙,除去根头、尾梢及细根,阴干或炕干,切片用。

将续断片用小火炒至黄色,略带焦斑,取出摊晾入药,称为炒续断。续断片用料酒淋洒拌匀,待吸尽,再用小火炒干入药,称为酒续断。续断片用盐水淋洒拌匀,待吸尽,用小火炒干入药,称为盐续断。续断片用大火炒至焦黑,存性,用清水淋洒灭尽火星,然后取出晾干入药,称为续断炭。

【用法用量】　续断在中医传统的丸、散、膏、丹里用得较为普遍,现代多用于煎剂、浸酒、做散、熬膏,成药入丸剂、片剂、冲剂、口服液等。一次量为 9～15 克。

【注意事项】

(1)痢疾初起不宜服用;肝郁气滞者禁用。

(2)置干燥处贮藏,防蛀。

1. 续断药酒

舒筋活络酒

【原料】 续断、木瓜、桑寄生、玉竹、川牛膝、当归、川芎、红花、独活、羌活、防风、白术、蚕沙、红曲、甘草等。

【用法】 每日 2 次,每次 20～30 毫升。

【说明】 据《中华人民共和国药典》所载,本方风除湿,活血通络,养阴生津,用于治疗风湿阻络,血脉瘀阻兼有阴虚,痹病,关节疼痛,屈伸不利,四肢麻木。

2. 续断煎汤

止 血 汤

【原料】 续断、当归、桂心、蒲黄、阿胶各 30 克,干姜、干地黄各 120 克,甘草 60 克。

【做法】 上药除阿胶、蒲黄外,余药加 9 碗水,煮取 3 碗水,下阿胶和蒲黄溶化服用。

【用法】 分 3 次服用。

【说明】 本方出自《千金方衍义》,用于下焦虚寒损,或先便后血,此为远血,或便或不利,好因劳冷而发。

扶气止血汤

【原料】 泡参 12 克,熟地黄、续断、焦艾、黄芪各 9 克,白术 6 克,桑寄生 15 克。

【做法】 每日 1 剂,加水煎 2 次,合并煎汁服用。

【用法】 分 2 次温服。

【说明】　本方出自《中医妇科治疗学》，功能为补气固胎，用于妊娠气虚胎漏，时而下血，其量较多，精神疲倦，心累气短，饮食无味，腰胀腹不痛，舌淡红苔薄，脉滑而缓。

续　断　汤

【原料】　当归、生地黄各 30 克，续断 15 克，赤芍 3 克。

【做法】　上药共研为粗末备用。

【用法】　每服 6 克，加葱白水煎，食后服用。

【说明】　本方出自《妇人大全良方》，用于妊娠下血及尿血。

普济续断汤

【原料】　续断、杜仲、羌活、麻黄、川芎各 30 克，炒牵牛子 3 克。

【做法】　上药共研为粗末备用。

【用法】　每服 9 克，加水煎 2 次，合并煎汁，空腹服用。

【说明】　《普济方》卷 144 引《护命方》载录本方。用于伤寒、热毒攻肾，腰背疼痛，脊椎强急，头痛，左手尺脉浮，微数。

续　断　饮

【原料】　延胡索、当归、川芎、牛膝、川续断、赤芍、辣桂、白芷、五灵脂、羌活各 7.5 克，赤茯苓、牵牛子、制半夏、炙甘草各 11 克。

【做法】　上药共研为粗末备用。

【用法】　每服 9 克，加生姜 4 片，水煎，空腹时服。

【说明】　本方出自《仁斋直指方》，用于瘀血留滞，血化为水，四肢水肿，皮肿赤纹。

3. 续断散剂

续 断 散

【原料】　续断、牛膝各等份。

【做法】　上药加工成细粉,过筛取粉备用。

【用法】　每日 3 次,每次 6 克,于食前服温酒送下。

【说明】　本方出自《魏氏家藏方》,用于治疗老人风冷,转筋骨痛。

4. 续断膏方

阳和解凝膏

【原料】　续断、生川乌、桂枝、大黄、当归、生草乌、生附子、地龙、僵蚕、赤芍、肉桂、乳香、没药、苏合香、麝香等。

【用法】　本品为摊于纸上的成品黑膏药。外用,加温软化,贴于患处。

【说明】　据《中华人民共和国药典》所载,本方温阳化湿,消肿散结,用于治疗脾肾阳虚,痰瘀互结,阴疽,瘰疬未溃,寒湿痹痛。

5. 续断丸子

扶寿续断丸

【原料】　续断 200 克,补骨脂、牛膝、木瓜、草薢、杜仲各100 克。

【做法】　上药加工成细粉,过筛取粉,用炼蜜和丸,如梧桐子大备用。

【用法】 每日 1 次,于饭后用温开水送服 50 丸。

【说明】 本方出自《扶寿精方》,用于治疗腰痛并脚酸腿软。

补肾续断丸

【原料】 肉苁蓉、续断、杜仲、牛膝、陈曲、山芋、巴戟天、菟丝子、山茱萸、人参各 45 克,桑寄生、熟干地黄各 90 克。

【做法】 上药加工成细粉,过筛取粉,用炼蜜和丸,如梧桐子大备用。

【用法】 每服 20 丸,加至 30 丸,早、晚用温酒送下。

【说明】 本方出自《圣济总录》,用于治疗眼视物不明,茫茫昏暗。

思仙续断丸

【原料】 炒杜仲、干地黄各 150 克,续断、五加皮、薏苡仁、防风、羌活各 90 克,牛膝、萆薢各 120 克,木瓜 250 克,白酒 2 000 毫升。

【做法】 上药加工成细粉,过筛取粉,加青盐 90 克与白酒煮成膏,和杵为丸,如梧桐子大备用。

【用法】 每服 50 丸,空腹时用温酒或淡盐开水送下。

【说明】 本方出自《普济方》,功能为补肝肾,强筋骨,祛风湿。用于治疗肝肾不足,风湿外侵,脚膝不可践地,腰背疼痛,行步艰难,小便余沥。

续 断 丸

【原料】 川续断、当归、萆薢、附子、防风、天麻各 30 克,乳香、没药各 15 克,川芎 23 克。

【做法】 上药共研为细末,炼蜜为丸,如梧桐子大备用。

【用法】 每服 40 丸,空腹时用温酒或米饮送下。

【说明】 本方出自《奇效良方》,用于风湿流注,四肢水肿,肌肉麻痹。

(四)续断成药

艾附暖宫丸

【原料】 艾叶炭、香附、吴茱萸、肉桂、当归、川芎、白芍、地黄、炙黄芪、续断等。

【用法】 每日2～3次,小蜜丸每次9克,大蜜丸每次1丸。

【说明】 本方出自《仁斋直指附遗》,功能为理气养血,暖宫调经,用于治疗血虚气滞,下焦虚寒,月经不调,痛经,行经后错,经量少,有血块,小腹疼痛,经行小腹冷痛喜热,腰膝酸痛。

妙济丸

【原料】 杜仲、黑木耳、当归、白芍、川芎、木瓜、续断、川牛膝、苍术、小茴香、木香、丁香、母丁香、乳香、茯苓、土茯苓、龟甲等。

【用法】 每日2次,每次1～2丸,用料酒送服。

【说明】 据《中华人民共和国药典》所载,本方补益肝肾,祛湿通络,活血止痛,用于治疗肝肾不足,风湿瘀阻,痹病,骨节疼痛,腰膝酸软,肢体麻木拘挛。

参茸白凤丸

【原料】 人参、鹿茸、党参、当归、熟地黄、黄芪、白芍、川芎、延胡索、葫芦巴、续断、白术、香附、砂仁、益母草、黄芩、桑寄生、炙甘草等。

【用法】 每日1次,水蜜丸每次6克,大蜜丸每次1丸。

【说明】 据《中华人民共和国药典》所载,本方益气补血,调经安胎,用于治疗气血不足,月经不调,经期腹痛,经漏早产。

妇良片

【原料】　续断、当归、熟地黄、白芍、山药、白术、地榆炭、白芷、煅牡蛎、海螵蛸、阿胶珠、血余炭等。

【用法】　每日3次,每次4～6片。

【说明】　据《中华人民共和国药典》所载,本方补血健脾,固经止带,用于治疗血虚脾弱,月经过多,持续不断,崩漏色淡,经后少腹隐痛,头晕目眩,面色无华,或带多清稀。

尪痹片

【原料】　续断、地黄、熟地黄、附子、独活、骨碎补、桂枝、淫羊藿、防风、威灵仙、皂角刺、羊骨、白芍、狗脊、知母、伸筋草、红花。

【用法】　每日3次,糖衣片每次7～8片,薄膜衣片每次4片。

【说明】　据《中华人民共和国药典》所载,本方补肝肾,强筋骨,祛风湿,通经络,用于治疗肝肾不足,风湿阻络,尪痹,肌肉、关节疼痛,局部肿大,硬畸形,屈伸不利,腰膝酸软,畏寒乏力。

妇宝颗粒

【原料】　续断、地黄、忍冬藤、杜仲叶、麦冬、川楝子、白芍、延胡索、甘草、侧柏叶、莲房炭、大血藤等。

【用法】　每日2次,每次20克（无蔗糖10克）,用开水冲服。

【说明】　据《中华人民共和国药典》所载,本方益肾和血,理气止痛,用于治疗肾虚夹瘀,腰酸腿软,小腹胀痛,白带,经漏。

孕康合剂

【原料】　续断、山药、黄芪、当归、狗脊、菟丝子、桑寄生、杜仲、补骨脂、党参、茯苓、白术、阿胶、地黄、山茱萸、枸杞子、益智仁等。

　　【用法】　每日 3 次，每次 20 毫升，空腹服用。

　　【说明】　据《中华人民共和国药典》所载，本方健脾固肾，养血安胎，用于治疗肾虚型和气血虚弱型先兆流产和习惯性流产。

十五、菟丝子

(一)菟丝子的传说

从前,江南有个养兔成癖的财主,雇了一名长工为他养兔子,规定如果死一只兔子,要扣他四分之一的工钱。

一天,长工不慎将一只兔子的脊骨打伤。他怕财主知道,便偷偷地把伤兔藏进了豆地。事后,他却意外地发现伤兔并没有死,并且伤也好了。为探个究竟,长工又故意将一只兔子打伤放入豆地,并细心观察,他看见伤兔经常啃一种缠在豆秸上的野生黄丝藤。长工大悟,原来是黄丝藤治好了兔子的伤。后来,他拿这种黄丝藤煎汤治好了爹的腰伤病。于是,他把这药叫作"菟丝子"用来医治伤痛。由于它是草药,后人又在兔字头上面冠以草,便成了"菟丝子"的名字。

(二)固精缩尿选用菟丝子

菟丝子是旋花科植物菟丝子的干燥成熟种子。

【性味归经】 味甘,性温;归肝、肾、脾经。

【功能主治】 滋补肝肾,固精缩尿,安胎,明目,止泻。适用于阳痿遗精、尿有余沥、遗尿尿频、腰膝酸软、目昏耳鸣、肾虚胎漏、胎动不安、脾肾虚泻,外治白癜风。

【补益妙用】

(1)菟丝子能助阳而益精,可与枸杞子、潼蒺藜、杜仲等配伍,治疗肾虚阳痿、腰膝酸软。

(2)菟丝子补肾缩尿,止遗精,可用于治疗肝肾不足之遗精、早泄。

(3)酒菟丝子、炒杜仲各等份,研成粉末,用山药糊丸如梧桐子大,每日2次,用盐酒或淡盐开水送服50丸,治疗腰痛。菟丝子、牛膝各30克,同用酒浸5日,曝干后研成粉末,将原浸酒再入少量醇酒作糊,搜和为丸,为空腹用酒送服,治疗腰膝冷痛,或顽麻无力。

(4)菟丝子不拘多少,酒浸三宿,控干,趁润捣研为末,焙干后加工成细粉,炼蜜和丸,如梧桐子大,于食前用米饮汤送下50粒,每日2~3次,用温开水送服,治消渴症。菟丝子、麦冬各等份,研成粉末,蜜丸梧桐子大,淡盐开水每下70丸,治疗小便赤浊,心肾不足,精少血燥、口干烦热、头晕怔忡。

(5)菟丝子性柔润,平补肝肾而不燥,可与枸杞子、女贞子、潼蒺藜等同用,治疗肝肾不足、两目昏糊等。菟丝子酒浸三日,曝干,捣罗为末,鸡子白和丸梧桐子大,每于空腹用温酒送下30丸,治疗劳伤肝气,目暗不明。

(6)菟丝子安胎,常配桑寄生、续断,治疗胎动不安。

【历代医论】

《神农本草经》:主续绝伤,补不足,益气力,肥健人,久服明目。

《雷公炮炙论》:补人卫气,助人筋脉。

《名医别录》:养肌强阴,坚筋骨,主茎中寒,精自出,溺有余沥,口苦燥渴,寒血为积。

《药性论》:治男子女人虚冷,填精益髓,去腰痛膝冷,又主消渴热中。

《日华子本草》:补五劳七伤,治泄精、尿血,润心肺。

《药品化义》：用之入肾，善补而不峻，益阴而固阳……能助脾，久泻，饮食不化、四肢困倦；脾气渐旺，则卫气自冲，肌肉得养矣。

《本草经疏》：五味之中，惟辛通四气，复兼四味，为补脾肾肝三经要药，主续绝伤、补不足、益气力、肥健者，三经俱实，则绝伤续而不足补矣。

《本草汇言》：补肾养肝，温脾助胃之药也。但补而不峻，温而不燥，故入肾经，虚可以补，实可以利，寒可以温，热可以凉，湿可以燥，燥可以润。

《神农本草经逢原》：祛风明目，肝肾气分也。其性味辛温质黏，与杜仲之壮筋暖腰膝无异。其功专于益精髓，坚筋骨，止遗泄，主茎寒精出，溺有余沥，去膝胫酸软，老人肝肾气虚，腰痛膝冷，合补骨脂、杜仲用之，诸筋膜皆属于肝也。气虚瞳子无神者，以麦冬佐之，蜜丸服，效。

《本草正义》：为养阴通络上品。其味微辛，则阴中有阳，守而能走，与其他滋阴诸药之偏于腻滞者绝异。茎寒精滑，则元阳不适而至阴不摄也，溺有余沥，则肾阳不布而大气不举也。若夫口苦燥渴，明为阴液之枯涸，寒血成积，亦为阳气之不宣，惟此善滋阴液而又敷布阳和，流通百脉，所以治之。

【现代研究】

（1）主要成分：菟丝子种子含槲皮素、紫云、金丝桃苷及槲皮素-3-O-β-D-半乳糖-7-O-β-葡萄糖苷。南方菟丝子果实含生物碱。

（2）药理作用：有保肝、助阳等多种药理作用。

保肝作用。菟丝子20%的水煎剂给四氯化碳损伤小鼠灌胃，50克生药/千克体重，能使血液中增加的乳酸、丙酮酸及SGPT下降，而使下降的肝糖原和肾上腺抗坏血酸上升，有显著的保护肝损伤活性。

助阳和增强性活力作用。每日用20%菟丝子水煎剂0.5毫升/只灌胃，对阳虚小鼠的症状有一定的恢复作用。用含菟丝子水煎剂的培养基培养,在 0.5%、1.0%和 2.0% 3 个浓度下均能提高果蝇的性活力。

增加非特异性抵抗力作用。菟丝子水煎剂能延长小鼠负重游泳时间,增强小鼠在常压下的耐缺氧能力,提高其非特异性抵抗力。

其他作用。菟丝子尚具有抗肿瘤、抗病毒、抗炎、抗不育、止泻及抑制中枢神经系统的作用。

(三)菟丝子药膳与方剂

菟丝子秋季果实成熟时采收植株,除去杂质,洗净,晒干用。

净菟丝子,用盐水炙法炒至微鼓起,叫盐菟丝子。净菟丝子置锅中加水煮至爆花,显褐灰色稠状粥时,捣烂做饼或加料酒与面做饼,切块,晒干用,叫菟丝饼。

【用法用量】 菟丝子在中医传统的丸、散、膏、丹里用得较为普遍,现代多用于煎剂、浸酒、做散、熬膏,成药入丸剂、片剂等,居家可用作茶饮、粥饭、药膳的原料。一次量为 6~12 克。

【注意事项】

(1)孕妇、血崩、阳强、便结、肾脏有火、阴虚火动者慎用。

(2)置通风干燥处贮藏。

1. 菟丝子药茶

加味三仙饮

【原料】 菟丝子 9 克,焦三仙、竹茹各 6 克。

【做法】 上药加水煎汁。

【用法】 代茶饮用。

【说明】 据《慈禧光绪医方选议》,本茶饮方是御医为光绪开出的保健饮品。

菟丝子茶

【原料】 菟丝子10克。

【做法】 将菟丝子洗净,捣烂,加红糖适量,沸水冲泡。

【用法】 代茶饮。

【说明】 本茶有补肾益精,养肝明目的作用,久服能益寿延年,也可调治肾虚男女不育症。

中老年强身茶

【原料】 菟丝子400克,制何首乌300克,补骨脂250克。

【做法】 根据上方组成比例,研成粗末备用。

【用法】 每取40～60克,置于热水瓶中,冲入沸水大半瓶,盖焖30分钟左右,频频饮用,饮量不拘多少。一日内饮完。次日再冲再饮,坚持长期饮用。

【说明】 本方补肝肾,强身健体,用于调治肝肾不足,头昏目糊,或头发早白,常觉精神不济,腿膝酸软乏力,或少腹冷,大便溏薄。

2. 菟丝子药酒

菟丝子五味酒

【原料】 菟丝子、五味子各30克,白酒500毫升。

【做法】 将菟丝子、五味子装布袋,置净器中,用白酒浸泡,7天后弃药渣饮用。

【用法】 每日2～3次,每次20～30毫升。

【说明】 本方补肾益精,养肝明目,用于调治肝肾不足的目昏,耳鸣,阳痿,遗精,腰膝酸软。

填 精 酒

【原料】 菟丝子 90 克,茯苓、莲肉各 50 克,熟地黄 45 克,白酒 500 毫升。

【做法】 将上药共加工成粗末,装入洁净纱布袋中,扎好口,置净器中,加白酒浸泡,30 日后开封,去渣取酒,装瓶备用。

【用法】 每日 1 次,每次 30 毫升。

【说明】 本方出自《类证治裁》,功能为补肾潜阳,养阴固涩,用于调治男子不育,遗精滑泄,神疲乏力,腰酸,耳鸣,肢软乏力。

3. 菟丝子药膳

菟丝子粥

【原料】 菟丝子 30 克,粳米 100 克,白糖适量。

【做法】 先将菟丝子洗净后捣碎,加水煎取汁,入米煮粥,粥将成时,加入白糖稍煮即可食用。

【说明】 本方有补肾益精,养肝明目的作用,用于调治肾气不足,阳痿,遗精,早泄,小便频数,尿有余沥,头晕眼花,视物不清,耳鸣耳聋,以及妇人带下,习惯性流产。

雀儿药粥

【原料】 麻雀 2 只,覆盆子、菟丝子、枸杞子各 10 克,五味子 5 克,粳米 100 克,菜油、料酒、生姜、葱、食盐适量。

【做法】 杀麻雀去毛及内脏,洗净,切块,起油锅,下锅略炒,烹以料酒;覆盆子、菟丝子、五味子、枸杞子分别洗净,烘干,研作粉末;粳米淘净,放锅内,加炒过的麻雀肉、生姜,并加水适量,煮至粥将成,放入研好的覆盆子等粉末,加葱段、食盐,稍煮一下,去生姜、葱段即成。

【用法】 吃麻雀肉,喝粥。

【说明】 本膳补肝肾,益精血,固精气,用于调治身体瘦弱,阳痿遗精,腰膝酸软。

菟丝子煨饭

【原料】 菟丝子 15 克,火腿肉 60 元,竹笋 200 克,粳米 50 克。

【做法】 菟丝子加水煎煮取汁,连煎两次,取两次汁混合备用;竹笋、火腿肉分别洗净,切丁;粳米淘洗净。将粳米、竹笋丁、火腿丁放锅内,加菟丝子药汁及水适量,并加酱油、料酒、鸡汤及食盐,煮成饭食用。

【用法】 作正餐食用。

【说明】 菟丝子补肝肾,益精髓,煎取汁合火腿,竹笋等煨饭,药味虽少,而补益之功著,有助于防治腰膝酸痛,阳痿遗精,宫寒经闭。

附片菟丝炖狗肉

【原料】 制附片 15 克,菟丝子 10 克,狗肉 250 克,葱、生姜、菜油、料酒、食盐各适量。

【做法】 制附片、菟丝子洗净,装入洁净纱布袋内,扎住袋口;狗肉洗净,放开水锅内汆透,捞凉水内洗净血沫,切成小块;大火起油锅,先放生姜片煸炒,然后加狗肉,烹上料酒,略炒后倒入砂锅内;将药袋放砂锅中,加葱、食盐及清汤适量,小火煨炖至狗肉熟烂,拣去药包不用。

【用法】 吃肉喝汤。

【说明】 狗肉温肾助阳,与附片、菟丝子合用,散寒温阳之力甚酸。用于调治阴寒内盛,阳气虚衰,喜温恶寒,四肢不温,腹痛便结,月经不调,阳痿精冷,宫寒不孕者。

菟丝子炖猪腰

【原料】 菟丝子 30 克,猪腰 2 个,肉苁蓉 60 克,大枣 10 枚,生姜、食盐各适量。

【做法】 先将猪腰切开,去白脂膜,切片,然后和诸药放入炖盅内,加水,放生姜、食盐炖 2～3 小时即成。

【用法】 佐餐食用。

【说明】 本膳用于调治肾阴亏损,牙齿疏松,或头晕耳鸣,腰膝酸软。

五珍牛肉

【原料】 菟丝子 15 克,补骨脂 12 克,小茴香 9 克,生姜 10 克,牛肉 500 克,甜酒酿、生姜、酱油各适量。

【做法】 将菟丝子、补骨脂、小茴香装入干净纱布袋中,扎紧口备用。牛肉放入锅中,加水适量,大火煮沸后,下药袋,小火煨煮至牛肉熟,去药袋,加甜酒酿、生姜、酱油炖至熟烂即成。

【用法】 吃肉喝汤。

【说明】 本方有补肾阳,益精力的作用,用于温补健身。

菟丝子煲鸡汤

【原料】 菟丝子、山药、杜仲各 30 克,母鸡 1 只,葱、生姜、食盐适量。

【做法】 先将 3 味药物用纱布袋子包好,放入锅里,加入鸡、葱、生姜及适量水一起煨,40～60 分钟后,放食盐调味即成。

【用法】 佐餐食用。

【说明】 本汤的作用为益气养心,养颜抗衰。

菟丝子炒鳝段

【原料】 菟丝子、干地黄各 12 克,鳝鱼 250 克,净笋、黄瓜各 10 克,木耳 3 克,蛋清 1 个,大蒜、生姜、菜油、湿淀粉、白糖、料酒、高汤、香油、胡椒粉、食盐各适量。

【做法】 先将菟丝子、干地黄煎两次,取汁过滤;木耳水发,调湿淀粉;将鳝鱼片放入碗内加湿淀粉、蛋清、食盐、药汁煨好,放温油中划开,待鱼片泛起,沥油出锅。留油炸蒜末、姜末,下笋片、黄瓜片、木耳、鱼片,加食盐、白糖、料酒、高汤等作料,淋香油装盘,撒上胡椒粉即成。

【用法】 佐餐食用。

【说明】 本膳补肾益精,温养补虚,用于调治劳损肾精亏虚,腰膝酸软,小便频多。

4. 菟丝子煎汤

补肾固冲汤

【原料】 菟丝子、覆盆子、杜仲、川续断、桑寄生、熟地黄、白芍各 15 克,阿胶(烊化)、党参、陈皮各 12 克,甘草 6 克。

【做法】 每日 1 剂,加水煎 2 次,合并煎汁服用。

【用法】 分 2 次于食后温服。于流产危险期开始服,直到度过危险期。

【说明】 本方补气健脾,益肾安胎,用于治疗脾肾两虚型习惯性流产。

补肾活血汤

【原料】 菟丝子 10 克,熟地黄、补骨脂各 9 克,杜仲、枸杞子、归尾、没药、山茱萸、独活、肉苁蓉各 3 克,红花 1.5 克。

【做法】 每日 1 剂,加水煎 2 次,合并煎汁服用。

【用法】 分 2 次于食后温服。

【说明】 本方出自《伤科大成》,用于治疗肾受外伤,两耳暴聋,额黑,面浮白光,常如哭状,肿如弓形。

菟丝地黄汤

【原料】 菟丝子、熟地黄各 30 克,山茱萸、巴戟天各 15 克。

【做法】 每日 1 剂,加水煎 2 次,合并煎汁服用。

【用法】 分 2 次于食后温服。

【说明】 本方出自《辨证录》,功能为益肾壮阳,用于治疗房劳伤肾,阳痿早泄,骨软筋麻,饮食减少,身体畏寒。

菟丝子补肾汤

【原料】 菟丝子、石斛、石决明、炒杭菊、当归、谷精草、炒茺蔚子、潼蒺藜各 9 克,陈皮 6 克,炒谷芽 5 克。

【做法】 每日 1 剂,加水煎 2 次,合并煎汁服用。

【用法】 分 3 次于食后温服。

【说明】 本方出自《良方大全》,功能为补肾养肝,明目,用于治疗肾气不足。

固 阴 煎

【原料】 菟丝子 18 克,熟地黄 15 克,党参 12 克,山茱萸 10 克,山药、五味子各 6 克,远志、甘草各 3 克。

【做法】 每日 1 剂,水煎 2 次,合并煎汁服用。

【用法】 分 2 次温服。

【说明】 本方出自《景岳全书》,用于治疗带多质稀,少腹空坠冷痛,经期紊乱,舌淡苔薄。

菟 丝 煎

【原料】 菟丝子12克,山药、人参各6克,当归、酸枣仁、茯苓各4.5克,鹿角霜5克,炙甘草3克,远志1.2克

【做法】 上药除鹿角霜另研粉外,余药一并放砂锅中,加水煎取汁服用。

【用法】 每日1剂,水煎2次,合并2次煎汁,分2次送下鹿角霜粉,于空腹时服下。

【说明】 本方出自《景岳全书》,用于治疗心脾气弱,思虑劳倦,遗精。

5. 菟丝子散剂

菟 丝 子 散

【原料】 菟丝子、肉苁蓉、鸡内金各60克,炮附子、五味子30克。

【做法】 菟丝子酒浸3日,肉苁蓉酒浸一夜,炒干,然后将诸药加工成粉末,过筛取粉,装瓶备用。

【用法】 每于空腹时用粥饮调下6克。

【说明】 本方出自《圣惠方》,功能为温补固涩,用于治疗肾阳不足,下焦虚冷,小便多或不禁。

菟 丝 子 煎

【原料】 菟丝子、五味子各30克,生干地黄90克。

【做法】 上药加工成粉末,过筛取粉,装瓶备用。

【用法】 饭前米汤调下,每服6克。

【说明】 本方出自《鸡峰普济方》,用于治疗阴虚阳盛,四肢发热,逢风如炙如火。

菟丝子首乌汁

【原料】 菟丝子、制何首乌各 15 克,大枣 5 枚,黑芝麻粉 2 匙、黑豆粉 1 匙,蜂蜜适量。

【做法】 将菟丝子、制何首乌、大枣加水煎煮取汁,用药汁调服黑芝麻粉和黑豆粉,加蜂蜜。

【用法】 早晚各服 1 次,12 天为 1 个疗程,连服 3 个疗程。

【说明】 本膳用于调治男性压力过大引起的脱发。

6. 菟丝子丸子

大菟丝子丸

【原料】 菟丝子、泽泻、鹿茸、石龙芮、肉桂、炮附子各 60 克,五味子、桑螵蛸、川芎、覆盆子各 15 克,石斛、熟干地黄、白茯苓、牛膝、续断、山茱萸、肉苁蓉、防风、杜仲、补骨脂、荜澄茄、沉香、巴戟天、炒茴香各 9 克。

【做法】 上药加工成细粉,过筛取粉,以酒煮面糊为丸,如梧桐子大备用。

【用法】 每日 2 次,每服 30 丸,于食后温水送下。

【说明】 本方出自《和剂局方》,功能为填骨髓,续绝伤,补五脏,用于治疗肾气虚损,五劳七伤,小腹拘急,四肢酸痛,面色黧黑,唇口干燥,目暗耳鸣,心悸气短,夜梦惊恐,精神困倦,喜怒无常,悲忧不乐,饮食无味,举动乏力,心腹胀满,脚膝痿缓,小便滑数。

回阳固精丸

【原料】 菟丝子 240 克,山药、补骨脂、小茴香各 120 克,人参、黄芪、肉桂、巴戟天、锁阳各 60 克,川芎、杜仲、附子各 30 克。

【做法】 上药加工成粉末,过筛取粉,用蜜和为丸,如梧桐子大备用。

【用法】 每日 2 次,每次 9 克,用温开水送下。

【说明】 本方出自《仙拈集》,功能为温补脾肾,助阳益精,用于治疗虚寒不足,阳亏精不固,遗精,腹中冷痛,四肢不温,大便溏泄。

补肾固冲丸

【原料】 菟丝子 250 克,川续断、白术、鹿角霜、巴戟天、枸杞子各 90 克,熟地黄、砂仁 150 克,党参、阿胶、杜仲各 120 克,当归头 60 克,大枣 50 个。

【做法】 上药加工成细粉,过筛取粉,炼蜜为丸备用。

【用法】 每服 6~9 克,每日 3 次,连服 3 个月为 1 个疗程。

【说明】 本方为罗元恺经验方,功能为补肾固冲,补气健脾,养血安胎,用于治疗先兆流产和习惯性流产。

补肾金刚丸

【原料】 菟丝子、川萆薢、杜仲、淡苁蓉各 240 克,猪腰子 3 只。

【做法】 上药加工成细粉,过筛取粉,酒煮猪腰子,打烂和糊为丸备用。

【用法】 每服 12 克,温酒或淡盐开水送下。

【说明】 本方出自《全国中药成方处方集》,用于治疗肾虚精耗,筋骨痿弱,腰膝沉重,痛不可忍,四肢无力,步履艰难。

圣济菟丝子丸

【原料】 菟丝子、肉苁蓉各 90 克,五味子、续断、远志、山茱萸、泽泻各 45 克,防风 60 克,巴戟天 30 克。

【做法】 菟丝子、肉苁蓉酒浸 1 夜,炒干后与他药共研为末,用家鸡子白和为丸,如梧桐子大备用。

【用法】 每服 30 丸,空腹温酒送下。

【说明】 本方出自《圣济总录》,用于治疗肝肾虚,眼黑暗,视物不明。

和剂菟丝子丸

【原料】 菟丝子、鹿茸、石龙芮、肉桂、炮附子各 30 克,石斛、熟地黄、茯苓、牛膝、续断、山茱萸、肉苁蓉、防风、炒杜仲、补骨脂、荜澄茄、沉香、巴戟天、炒茴香各 22.5 克,五味子、桑螵蛸、川芎、覆盆子各 15 克。

【做法】 菟丝子、牛膝、肉苁蓉都用酒浸,补骨脂酒炒,桑螵蛸酒浸后炒,鹿茸酥炙,然后将各药加工成粉末,过筛取粉,用酒煮面糊为丸备用。

【用法】 每日 2 次,每次 6 克,于空腹时用温酒或淡盐开水送下。

【说明】 本方出自《和剂局方》,用于治疗肾气虚损,五劳七伤,少腹拘急,四肢疲痛,面色黧黑,唇干口燥,目暗耳鸣,心悸气短,夜梦惊恐,精神困倦,脚膝酸软,小便滑数,房事不举。

寿 胎 丸

【原料】 菟丝子 200 克,续断、桑寄生、阿胶各 100 克。

【做法】 上药除阿胶外加工成细粉,过筛取粉,水化阿胶和为丸备用。

【用法】 每日 2 次,每服 3 克,用温开水送下。

【说明】 本方出自《医学衷中参西录》,功能为补肾安胎,适宜于治疗肾虚滑胎,以及妊娠下血,胎动不安,胎萎不长者。方中菟丝子补肾益精,肾旺自能荫胎;桑寄生、续断补肝肾,固冲任,使胎气强壮;阿胶滋养阴血,使冲任血旺,则胎气自固。四药相配,共奏补肾安胎之功,为防治滑胎有效方剂。

扁鹊菟丝子丸

【原料】 菟丝子 500 克,制附子 120 克。

【做法】 上药加工成细粉,过筛取粉,酒糊丸,如梧桐子大备用。

【用法】 每服 50 丸,用温酒送下。

【说明】 本方出自《扁鹊心书》,功能为补肾气,壮阳道,助精神,轻腰脚。

得效菟丝子丸

【原料】 菟丝子、肉苁蓉、炮附子、五味子各 100 克,炙鹿茸、煅牡蛎各 50 克,桑螵蛸、炙鸡金各 25 克。

【做法】 上药加工成细粉,过筛取粉,酒糊丸,如梧桐子大备用。

【用法】 每服 70 丸,于食前盐酒送下。

【说明】 本方出自《世医得效方》,用于治疗小便多或不禁。

茸参菟丝丸

【原料】 鹿茸、人参、舶茴香各 3 克,生菟丝子、补骨脂、韭菜子、覆盆子、茯苓、核桃肉、柏子霜各 9 克。

【做法】 上药除核桃仁外余药加工成粉末,过筛取粉;核桃肉捣烂;将各种药粉和核桃肉捣拌和匀,制成药饼,蒸熟后晒干,再研为细末,用蜂蜜和成丸备用。

【用法】 每日 1 次,于食前用温开水送下 6 克。

【说明】 本方出自《叶天士医案精华》,方中覆盆子能固精缩尿,柏子霜有养心滋肾之功用,其余诸药之运用,在于温补肾气,使肾气旺,精得固摄。

茯 菟 丸

【原料】 菟丝子 150 克,白茯苓 90 克,石莲子 100 克。

【做法】 上药加工成细粉,过筛取粉,酒煮糊为丸,如梧桐子大备用。

【用法】 每服 30 丸,空腹用淡盐天水送下。

【说明】 本方出自《和剂局方》,功能为镇益心神,补虚养血,清小便,用于治疗心气不足,思虑太过,肾经虚损,真阳不固,溺有余沥,小便白浊,梦寐频泄。

菟 丝 丸

【原料】 菟丝子、炙桑螵蛸各 15 克,泽泻 6 克。

【做法】 上药加工成细粉,过筛取粉,炼蜜为丸,如梧桐子大备用。

【用法】 每服 20 丸,空心用清米饮送下。

【说明】 本方出自《奇效良方》,用于治疗膏淋。

磁 石 丸

【原料】 菟丝子、煅磁石、楮实子、鹿茸各 60 克,山药、炮附子、牡蛎粉、肉苁蓉各 45 克,五味子、巴戟天各 30 克。

【做法】 上药加工成细粉,过筛取粉,炼蜜为丸,如梧桐子大备用。

【用法】 每服 10 丸。

【说明】 本方出自《普济方》,用于治疗劳聋肾虚,或耳中常闻钟盘风雨之声。

长春益寿丹

【原料】 菟丝子、肉苁蓉各 120 克,山药、天冬、麦冬、熟地黄、山茱萸、牛膝、生地黄、杜仲、茯苓、人参、木香、柏子仁、五味子、巴戟天各 60 克,炒川椒、泽泻、石菖蒲、远志各 30 克,枸杞子、覆盆子、地骨皮各 45 克,炼蜜适量。

【做法】　上药加工成细粉,过筛取粉,用炼蜜和丸,如梧桐子大备用。

【用法】　每日 1 次,初服 50 丸,1 个月后加至 60 丸,百日后服 80 丸,早饭前空腹,淡盐开水送下。

【说明】　本方据《慈禧光绪医方选议》所载,本方补气养血,滋阴填精,益智安神,用于治疗身体虚弱,精力不足,健忘少寐,心悸失眠,头晕目眩,少气懒言,精神倦怠,须发早白,发脱齿摇,畏寒肢冷。

玄菟丹

【原料】　菟丝子 373 克,山药 224 克,五味子 261 克,茯苓、莲肉各 112 克。

【做法】　上药加工成细末,过筛后,酒煮糊为丸,如梧桐子大备用。

【用法】　每次 50 丸,于空腹时用米饮汤送下。

【说明】　本方出自《和剂局方》,功能为补心肾,止遗浊,用于治疗心肾不足,脾失健运,精关不固,尿后白淫,漏精,余沥不禁,不思纳谷,大便溏薄,肢倦神疲。

启阳娱心丹

【原料】　菟丝子、白茯苓各 120 克,怀山药、白术、神曲各 90 克,砂仁 75 克,白芍、远志、生酸枣仁、当归各 60 克,石菖蒲 50 克,橘红 40 克,生晒参 30 克,柴胡 15 克,炙甘草 10 克。

【做法】　上药加工成细粉,过筛取粉,用炼蜜和丸,如梧桐子大备用。

【用法】　每日 2 次,每次 10 克,于空腹时用温开水送下。

【说明】　本方出自《辨证录》,功能为养心健脾,补益气血,兼固肾气,用于治疗心脾两虚,气血虚弱,性功能低下,早泄遗精,头晕眼花,身倦乏力,心悸气短,食欲不振,夜寐不安。

补损百验丹

【原料】　菟丝子 500 克,生地黄 250 克。

【做法】　菟丝子白酒浸泡一天一夜,次日早晨滤去酒,蒸干后再暴晒 1 天;再换新酒浸泡,再过滤后蒸晒。如此反复 9 次,再碾为细末。生地酒浸泡三天三夜,捣烂后与菟丝子同为细丸,如梧桐子大备用。

【用法】　每服 15 丸,于空腹和食前用米汤,淡盐开水送下。

【说明】　本方出自《摄生众妙方》,用于治疗诸虚遗精白浊,血少无精神,四肢倦怠,脾胃不佳,大肠不实,虚寒虚眩,头晕眼花。

(四)菟丝子成药

五子衍宗丸

【原料】　菟丝子、枸杞子、覆盆子、五味子、车前子等。

【用法】　每日 2 次,水蜜丸每次 6 克,小蜜丸每次 9 克,大蜜丸每次 1 丸。

【说明】　本方出自《证治准绳》,功能为补肾益精,用于治疗肾虚精亏,阳痿不育,遗精早泄,腰痛,尿后余沥。

保 胎 丸

【原料】　菟丝子、黄芪、艾叶、白术、白芍、当归、黄芩、砂仁、熟地黄、槲寄生、荆芥穗、厚朴、平贝母、枳壳、甘草、羌活、川芎等。

【用法】 每日 2 次,每次 1 丸。

【说明】 据《全国中药成方处方集》所载,本方气养血,补肾安胎,用于治疗气血不足,肾气不固,胎漏,胎动不安,小腹坠痛,或见阴道少量出血,或屡经流产,神疲乏力,腰膝酸软。

健肾地黄丸

【原料】 菟丝子、生地黄、熟地黄、山药、茯苓、覆盆子、枸杞子、制五味子、盐水炒潼蒺藜、泽泻、炼蜜。

【用法】 每日 3 次,每次 9 克,于空腹时用温开水或淡盐开水送服。

【说明】 据《江苏省药品标准》所载,本方滋补肾水,添精益髓,用于治疗头晕耳鸣,精神疲乏,腰膝酸软,遗精健忘,须发早白,小便清长,舌质淡红,脉沉细弱。

滋肾育胎丸

【原料】 菟丝子、鹿角霜、桑寄生、白术、杜仲、续断、人参、熟地黄、何首乌、艾叶、阿胶等。

【用法】 每日 3 次,每次 5 克,淡盐水或蜂蜜水送服。

【说明】 据《中药成方制剂》所载,本方调补冲任,用于治疗脾肾两虚,冲任不固,滑胎。

肾炎舒片

【原料】 菟丝子、苍术、茯苓、白茅根、防己、生晒参、黄精、枸杞子、金银花、蒲公英等。

【用法】 每日 3 次,每次 6 片,小儿酌减。

【说明】 据《中华人民共和国药典》所载,本方益肾健脾,利水消肿,用于治疗脾肾阳虚,水湿内停,水肿,腰痛,乏力,怕冷,夜尿多。

复 明 片

【原料】 菟丝子、羚羊角(代)、潼蒺藜、木贼、菊花、车前子、夏枯草、决明子、人参、山茱萸、石斛、枸杞子、女贞子等。

【用法】 每日 3 次,每次 5 片。

【说明】 据《中药成方制剂》所载,本方滋补肝肾,养阴生津,清肝明目,用于治疗肝肾阴虚,羞明畏光,视物模糊。

十六、补 骨 脂

（一）补骨脂的故事

相传，唐朝元和年间，75 岁高龄的相国郑愚被皇上任命为海南节度使。年迈体衰的郑相国只好马不停蹄地去赴任。由于旅途劳顿和水土不服，使他"伤于内外，众疾俱作，阳气衰绝"而一病不起。后来，诃陵国李氏三番登府推荐他服用中药补骨脂，郑相国抱着试试看的心情，按照李氏介绍的方法，服后七八日，渐觉应验，又连服十日，竟霍然而愈。以后郑愚常服此药，82 岁时辞官回京，将此药广为介绍，并吟诗一首"七年使节向边隅，人言方知药物殊，奇得春光采在手，青娥休笑白髭须"。

青娥，古代指少女美貌。古方以补骨脂为主要原料的配方取名就叫"青娥丸"是说该方确有"乌鬓发、益颜色"之药效。

宋代苏颂写的《图经本草》一书中提到，"今人多以胡桃肉合补骨脂服，此法出于唐郑相国"。讲得就是这件事。

（二）温肾纳气选用补骨脂

补骨脂为豆科植物补骨脂的干燥成熟果实。

【性味归经】　味辛、苦，性温；归肾、脾经。

【功能主治】　温肾助阳，纳气，止泻。适用于阳痿遗精，遗尿尿频，腰膝冷痛，肾虚作喘，五更泄泻。外用治白癜风，斑秃。

【补益妙用】

(1)《经验后方》介绍,补骨脂用酒浸 1 宿,放干,用乌油麻和炒,令麻子声绝即簸去,只取补骨脂为末,醋煮面糊丸如梧桐子大,晨起用温酒或淡盐开水送服 20 丸,治疗男子女人五劳七伤,下元久冷,乌髭鬓,一切风病,四肢疼痛,驻颜壮气。

(2)补骨脂功能为温补肾阳,可治疗肾阳不足,阳痿遗泄、尿频、遗尿等;腰部酸痛,常与续断、狗脊等配合应用。补骨脂研粉,用温酒送,治疗腰痛。补骨脂、茴香、肉桂各等份,研成粉末,用热酒送服,治疗打坠腰痛,瘀血凝滞。

(3)补骨脂能补命门火而温运脾阳,治虚冷泄泻,常与肉豆蔻等同用。炒补骨脂 30 克,罂粟壳 120 克,共研成粉末,炼蜜为丸如弹子大,每服 1 丸,水化开,生姜 2 片,枣 1 个,煎取汁服用,治疗赤白痢及水泻。

(4)补骨脂还用于肾虚遗尿,以及肾气不足,摄纳无权,引起喘促,小便无度。

【历代医论】

《日华子本草》:治冷劳,明耳目。

《开宝本草》:主五劳七伤,风虚冷,骨髓伤败,肾冷精流及妇人血气堕胎。

《品汇精要》:固精气。

《本草纲目》:治肾泄,通命门,暖丹田,敛精神。

《药性本草》:治男子腰痛膝冷囊湿,逐诸冷痹顽,止小便,腹中冷。

《本草备要》:壮元阳,缩小便,膝冷痛,肾虚泄泻。

《玉楸药解》:温暖水土,消化饮食,升达脾胃,收敛滑泄、遗精、带下、溺多、便滑诸证。

《本草图经》:今人多以胡桃合服,此法补骨脂 10 两,择净去皮,洗过捣筛令细,用胡桃瓤 20 两,汤浸去皮,细研如泥,即入前末,更以好蜜和搅令匀如饴糖,盛于瓷器中。旦日以暖熟水调亦可服,弥久则延年益气,悦心明目,补添筋骨。

《本草经读》:盖胎藉脾气以长,藉肾气以举,此药温补脾肾,所以大有固胎之功。

《本草经疏》:能暖水脏,阴中生阳,壮火益土之要药也。其主五劳七伤,盖缘劳伤之病,多起于脾肾两虚,以其能暖水脏、补火以生土,则肾中真阳之气得补而上升,则能腐熟水谷、蒸糟粕而化精微,脾气散精上归于肺,以荣养乎五脏,故主五脏之劳,七情之伤所生病。

【现代研究】

(1)主要成分:果实含挥发油约20%、有机酸、一种甲基糖苷、碱溶性树脂、不挥发性萜类油、皂苷。种子含香豆精类补骨脂素和异补骨脂素共约1.1%、黄酮类补骨脂黄酮、甲基补骨脂黄酮、异补骨脂黄酮和查耳酮类补骨脂查耳酮、异补骨脂查耳酮、单萜烯酚衍生物补骨脂酚;尚含挥发油、树脂、脂肪油。花含脂肪油、挥发油、甾醇、生物碱等。

(2)药理作用:补骨脂果实中的一种查耳酮(补骨脂乙素),可扩张豚鼠、兔、猫、大鼠离体心脏的冠状血管,其作用较凯林强4倍,并能对抗垂体后叶素对冠状动脉的收缩作用。补骨脂素的衍化物能增加犬冠状动脉及末梢血管的血流量。补骨脂乙素还能加强豚鼠及大白鼠心收缩力,兴奋蛙心,并对抗乳酸引起的蛙心心力衰竭。补骨脂种子提取液在试管内对葡萄球菌及抗青霉素等抗生素的葡萄球菌均有抑菌作用。补骨脂粗提取液能治疗白癜风、牛皮癣。

补骨脂种子提取液对离体及在位肠管有兴奋作用,对离体豚鼠子宫则松弛。

(三)补骨脂药膳与方剂

补骨脂,又称破故纸。秋季果实成熟时采收果序,晒干,搓出果实,除去杂质。

【用法用量】 补骨脂在中医传统的丸、散、膏、丹里用得较为普遍,现代多用于煎剂、浸酒、做散、熬膏,成药入丸剂、片剂、胶囊等,居家可用作粥饭、药膳的原料。每次量为 6～9 克。

【注意事项】

(1)阴虚火旺者忌服。《本草经疏》指出,凡病阴虚火动,梦遗,尿血,小便短涩及目赤,口苦舌干,大便燥结,内热作渴,火升目赤,易饥嘈杂,湿热成痿,以致骨乏无力者,皆不宜服。

(2)置干燥处贮藏。

1. 补骨脂药酒

国 公 酒

【原料】 盐补骨脂、当归、羌活、牛膝、防风、独活、牡丹皮、广藿香、槟榔、麦冬、陈皮、五加皮、姜厚朴、红花、制天南星、枸杞子、白芷、白芍、紫草、醋青皮、炒白术、川芎、木瓜、栀子、麸炒苍术、川芎、麸炒枳壳、乌药、佛手、玉竹、红曲等。

【用法】 每日 2 次,每次 10 毫升。

【说明】 据《中华人民共和国药典》,本方散风祛湿,舒筋活络,用于治疗风寒湿邪闭阻,痹病,关节疼痛,沉重,屈伸不利,手足麻木,腰腿疼痛;也用于经络不和,半身不遂,口眼㖞斜,下肢痿软,行走无力。

2. 补骨脂粥

山药补骨脂粥

【原料】 补骨脂9克,山药48克,吴茱萸3克,粳米60克。

【做法】 将山药与补骨脂、吴茱萸布包放入,加入水600毫升,大火煮沸,再小火煎煮30分钟,将药包取出,加入粳米煮成粥食用。

【用法】 作点心食用。

【说明】 本膳有健脾补肾的作用,用于调治脾肾阳虚,腰膝酸软,大便溏薄,晨起面肿,午后小腿肿。

3. 补骨脂药膳

煮 肝 散

【原料】 补骨脂、白芍、白术、陈皮、广木香各30克,红参、高良姜、干姜、厚朴、砂仁各15克,猪肝250克,葱、食盐、胡椒粉适量。

【做法】 将红参及其他各药分别加工成粗末,同放砂锅中,加水煎取汁,连煎2次,弃渣留药汁,将2次药汁混和代水,放入猪肝,煮至猪肝熟透,取出放凉,切作片。锅中放油,烧至七成热,放入猪肝烩炒,烹入煮猪肝的药汁,放葱白、食盐适量,煮至汁浓猪肝入味为止,放胡椒粉调味即成。

【用法】 分数次佐餐食用。

【说明】 本食疗方在《圣惠方》中有介绍,有温脾益肝的作用,用于调治眼目昏暗,兼见腹中饱胀,食欲不佳,口淡不渴。

补骨脂蛋

【原料】 鸡蛋 3 枚,补骨脂 30 克,肉豆蔻 15 克。

【做法】 先将鸡蛋用清水煮沸,捞出打破外皮,与补骨脂、肉豆蔻同煮 15 分钟即可。

【用法】 每日 1 剂,趁热吃鸡蛋,喝药汁。

【说明】 本膳有温肾暖脾,固肠止泻的作用,用于调治肾虚泄泻。

固 脂 鸭

【原料】 补骨脂 100 克,桃核肉 90 克,陈甜酒 50 克,老肥鸭 1 只,甜酒酿、酱油适量。

【做法】 将鸭宰后,去毛及内脏备用。将核桃肉、补骨脂用甜酒酿、酱油拌和,填入鸭肚内,以线缝紧,放盆中,不加水,盖紧,用湿绵纸封口,置锅中隔水蒸至烂,去药袋即成。

【用法】 佐餐食用,吃肉喝汤汁。

【说明】 本膳滋补强壮。

补骨脂墨鱼汤

【原料】 补骨脂 30 克,大枣 10 克,黑鱼 50 克,海螵蛸 10 克,葱、生姜、食盐适量。

【做法】 将黑鱼泡发,洗净,切丝。将海螵蛸、补骨脂水煎取汁,去渣,纳入黑鱼、大枣,同煮至黑鱼熟透后,用食盐、葱、姜等调服。

【用法】 每日 1 剂,吃鱼喝汤。

【说明】 本膳用于调治阴虚血亏,月经量少或经闭。

软炸补骨桃腰

【原料】　鲜猪腰 300 克,补骨脂 15 克,核桃肉 100 克,葱、生姜、食盐、菜油、胡椒粉、料酒、鸡蛋清、淀粉、花椒盐各适量。

【做法】　核桃肉放开水中浸泡去皮,沥干,入油锅炸成金黄色,凉后剁成细末;猪腰对剖,片去腰臊,切成两片,片成整形薄片,盛入碗中,加食盐、胡椒粉、料酒、葱段、姜末拌匀;补骨脂烘干,研作细末;将鸡蛋清放碗内,加干淀粉调拌,再加核桃肉末及补骨脂粉拌匀;取腰片一块,放上核桃肉、补骨脂粉卷拢,随即蘸裹蛋清淀粉;炒锅置中火上,下菜油烧至八成热,逐个下油锅炸成金黄色捞起,撒上花椒盐即成。

【用法】　佐餐食用。

【说明】　本膳在核桃肉与猪腰同用的基础上,配用了补骨脂,补肾壮阳之效更为明显,有补肾壮腰、助阳固精的作用。用于调治阳痿,遗精,滑精,尿频,月经淋漓不断,带下滑胎,腰膝冷痛。

4. 补骨脂煎汤

加味扶中汤

【原料】　补骨脂、山药、白术、桂圆肉各 30 克。

【做法】　每日 1 剂,加水煎 2 次,合并煎汁服用。

【用法】　分 2 次温服。

【说明】　扶中汤出自《医学衷中参西录》,本方加用补骨脂,有健脾益肾功能,用于治疗小儿发育不良,泄泻经久不止,形体消瘦,毛发枯黄。

补骨脂汤

【原料】　补骨脂、当归、人参、茯苓、丹参、牛膝各 6 克,苁蓉

12 克,熟地黄 15 克,益智仁 4.5 克,白芍 3 克,远志 1.5 克,大枣 2 枚,姜 3 片。

【做法】 每日 1 剂,加水煎 2 次,合并煎汁服用。

【用法】 分 2 次于食后温服。

【说明】 本方出自《医醇剩义》,用于治疗气馁,骨节无力,神情不安。

圣济补骨脂汤

【原料】 补骨脂、肉苁蓉、红参、炮附子、五味子各等份。

【做法】 上药加工成粉末,过筛取粉,装瓶备用。

【用法】 每日服 2 次,每次 10 克,水煎取汁,分别于空腹时温服。

【说明】 本方出自《圣济总录》,功能为温肾健脾,用于治疗虚劳不足,腰脊酸软,腹中冷痛,咳逆气短,阳痿早泄,尿有余沥,大便溏薄。

补肾汤

【原料】 补骨脂、小茴香、延胡索、牛膝、当归、酒杜仲、酒黄柏、酒知母各等份。

【做法】 上药加工成粉末,过筛取粉,装瓶备用。

【用法】 每次取 6 克,加生姜 2 片,水煎服。

【说明】 本方出自《古今医鉴》,用于治疗肾虚腰痛。

补损接骨仙汤

【原料】 补骨脂、当归、川芎、白芍、生地黄、木香、五灵脂、地骨皮、防风各 15 克,乳香、没药、血竭各 3 克。

【做法】 上药加工成粉末,过筛取粉,用夜合花树根皮 15 克,加烧酒适量,加水煮半小时,滤渣温服。

【用法】 每日 2 次,分别于早晚食后温服。

【说明】 本方出自《古今医鉴》,用于治疗主跌打损伤,骨折筋断,皮破肉烂,疼痛不可忍。

5. 补骨脂散剂

圣济补骨脂散

【原料】 补骨脂、牛膝、没药各 15 克,干姜、阳起石、茴香子、白茯苓、山芋各 3 克。

【做法】 上药加工成细粉,过筛取粉,装瓶备用。

【用法】 每日服 3 次,每次 3 克,温酒调下。

【说明】 本方出自《圣济总录》,用于治疗虚劳,心腹疼痛。

圣惠补骨脂散

【原料】 补骨脂、肉苁蓉、缩砂各 60 克,煨诃子 45 克,麸炒枳壳、肉豆蔻各 9 克,厚朴、鹿茸、龙骨、赤石脂、白术各 30 克,当归 15 克。

【做法】 上药加工成细粉,过筛取粉,装瓶备用。

【用法】 每日服 3 次,每次 6 克,温酒调下。

【说明】 本方出自《圣惠方》,用于治疗冷劳羸瘦,四肢无力,不思饮食,或时泻痢。

6. 补骨脂丸子

二 神 丸

【原料】 补骨脂 120 克,煨肉豆蔻 60 克。

【做法】 上药加工成细粉,过筛取粉,与枣肉共作丸备用。

【用法】 每日 2 次,每次 3 克。

【说明】 本方出自《普济方》,功能为温肾暖脾,用于治疗脾肾二脏俱虚,泄泻不止。

五味子丸

【原料】 炒补骨脂、红参、五味子、白术各 60 克,巴戟天、白茯苓、吴茱萸、炒山药各 45 克,肉豆蔻 30 克,煅龙骨 15 克。

【做法】 上药加工成细粉,过筛取粉,用炼蜜和丸,如梧桐子大备用。

【用法】 每日 3 次,每次 6 克,于空腹时用温开水或温酒送下。

【说明】 本方出自《证治准绳》,功能为温肾益气,用于治疗腰膝酸软,小便清长,大便溏泄或五更泄泻。

四神丸

【原料】 补骨脂、吴茱萸各 120 克,肉豆蔻、五味子各 60 克。

【做法】 上药加工成粉末,加大枣 50 枚,生姜 120 克,切碎,用水煮至枣熟,去姜,取枣肉和药为丸,如梧桐子大备用。

【用法】 每次 50 丸,每日 2 次,于空腹和食前服用。

【说明】 本方出自《普济方》,功能为温肾暖脾,固涩止泻,用于治疗脾肾虚寒,大便不实,饮食不思,或食而不化,或腹痛,神疲乏力。

圣济补骨脂丸

【原料】 补骨脂、五味子、石斛、肉苁蓉各 60 克,白茯苓、熟地黄、人参、杜仲、炮天雄、菟丝子各 30 克。

【做法】 上药加工成细粉,过筛取粉,炼蜜和为丸,如梧桐子大备用。

【用法】 每次 20～30 丸,日午、夜卧前温酒送下。

【说明】 本方出自《圣济总录》,用于治疗肾气虚损,骨痿肉瘦,耳鸣心烦,小腹里急,气引膀胱连腰膝痛。

局方补骨脂丸

【原料】 补骨脂、菟丝子各 120 克,胡桃肉 30 克,乳香、没药、沉香各 7.5 克。

【做法】 上药加工成细粉,过筛取粉,炼蜜为丸,如梧桐子大备用。

【用法】 每服 20～30 丸,空腹时用淡盐开水或温酒送下。

【说明】 本方出自《和剂局方》,用于治疗纵欲无度,下元虚败,手脚沉重,夜多盗汗。

普济补骨脂丸

【原料】 补骨脂、川草薢、骨碎补各 15 克,牛膝、威灵仙、草乌头各 3 克。

【做法】 上药加工成细粉,过筛取粉,醋糊为丸,如小豆大备用。

【用法】 每服 30 丸,用淡盐开水送下。

【说明】 本方出自《普济方》,用于治疗小儿骨气衰弱,囟门不合。

青娥丸

【原料】 酒炒补骨脂 240 克,核桃肉 20 个,蒜 120 克,杜仲480 克。

【做法】 上药加工成细粉,过筛取粉,熬蒜膏为丸,如梧桐子大备用。

【用法】 每服 30 丸,空腹温酒下;妇女以淡醋汤下。

【说明】 本方出自《和剂局方》,功能为壮筋骨,活血脉,乌髭须,益颜色,用于治疗肾气虚弱,风冷乘之;或血气相搏,腰痛如折,起坐艰难,俯仰不利,转侧不能;或因劳役过度,伤于肾经;或处卑湿,地气伤腰;或坠堕伤损,或风寒客搏,或气滞不散腰痛。

补骨脂煎丸

【原料】 补骨脂60克,炮附子、葫芦巴、巴戟天、白槟榔、桃仁各30克,安息香、沉香各15克。

【做法】 上药加工成细粉,过筛取粉,以煎膏为丸,如梧桐子大备用。

【用法】 每服30丸,生姜淡盐开水送下。

【说明】 本方出自《圣济总录》,功能为补虚疗损,益血脉。

补髓青娥丸

【原料】 补骨脂、菟丝子各120克,韭菜子、胡桃仁各30克。

【做法】 上药加工成细粉,过筛取粉,炼蜜与胡桃肉同和为丸,如梧桐子大备用。

【用法】 每服30丸,食前淡盐开水送下。

【说明】 本方出自《魏氏家藏方》,用于治疗腰痛。

暖 下 丸

【原料】 补骨脂300克,核桃肉600克。

【做法】 补骨脂去皮,洗过,捣筛令细,核桃肉浸去皮,加工为细末,和补骨脂末以好蜜和丸,如梧桐子大备用。

【用法】 每服30克,睡前服。

【说明】 本方出自《朱氏集验方》,延年益气,悦心明目,补添筋骨。

（四）补骨脂成药

白蚀丸

【原料】 补骨脂、丹参、红花、何首乌、海紫草、灵芝、降香、海螵蛸、牡丹皮、黄药子、苍术、甘草、蒺藜、龙胆等。

【用法】 每日 3 次,每次 2.5 克,10 岁以下小儿服量减半。

【说明】 据《中药成方制剂》所载,本方补益肝肾,活血祛瘀,养血祛风,用于治疗肝肾不足,血虚风盛,白癜风,白斑色乳白,头晕目眩,腰膝酸痛。

黑锡丹

【原料】 黑锡、补骨脂、硫黄、川楝子、葫芦巴、木香、肉豆蔻、阳起石、制附子、沉香、肉挂。

【用法】 每日 1～2 次,每次 6 克,用盐开水或枣汤送服。急救时用 9 克,人参汤送服;或遵医嘱。

【说明】 本方出自《和剂局方》,功能为温肾阳,散阴寒,降逆气,定虚喘,用于治疗肾阳不足,下元虚冷,痰壅气喘,胸腹冷痛,阳痿,带下,阴证疮疡,奔豚气。

固本益肠片

【原料】 补骨脂、黄芪、党参、山药等。

【用法】 每日 3 次,每次 8 片,于空腹时用温开水送服,30 天为 1 个疗程,连服 2～3 个疗程。

【说明】 据《中华人民共和国药典》所载,本方健脾益肾,涩肠止泻,用于治疗脾虚或脾肾阳虚,久泄久痢,腹痛,腹泻,大便清稀,黏液便或黏液血便,腰酸乏力,形寒肢冷,食少腹胀,舌淡。

固本咳喘片

【原料】　党参、白术、茯苓、麦冬、盐补骨脂、醋五味子、炙甘草等。

【用法】　每日 3 次,每次 3 片。

【说明】　据《中华人民共和国药典》所载,本方气固表,健脾补肾,用于治疗脾虚痰盛、肾气不固,咳嗽,痰多,喘息气促,动则喘剧。

补肾益脑片

【原料】　补骨脂、鹿茸、红参、茯苓、炒山药、熟地黄、当归、川芎、牛膝、枸杞子、玄参、麦冬、五味子、炒酸枣仁、远志、朱砂等。

【用法】　每日 2 次,每次 4～6 片。

【说明】　据《中药成方制剂》所载,本方补肾生精,益气养血,用于治疗肾虚精亏,气血两虚,心悸,气短,失眠,健忘,遗精,盗汗,腰腿酸软,耳鸣耳聋。

补肾防喘片

【原料】　淫羊藿、补骨脂、附片、熟地黄、山药、陈皮等。

【用法】　每年自哮喘习惯性发作前 1～3 个月开始服用。每日 3 次,每次 4～6 片,3 个月为 1 个疗程。

【说明】　据《中药成方制剂》所载,本方温阳补肾,补肺益气,用于治疗喘促日久,呼长吸短,动则喘甚。

肠胃宁片

【原料】　补骨脂、党参、白术、黄芪、赤石脂、干姜、木香、砂仁、葛根、防风、白芍、延胡索、当归、儿茶、罂粟壳、甘草等。

【用法】　每日 3 次,每次 4～5 片。

【说明】 据《中药成方制剂》所载,本方健脾益肾,温中止痛,涩肠止泻,用于治疗脾肾阳虚,泄泻,大便不调,五更泄泻,时带黏液,伴腹胀腹痛,胃脘不舒,小腹坠胀。

仙灵骨葆胶囊

【原料】 补骨脂、淫羊藿、续断、地黄、丹参、知母。

【用法】 每日 2 次,每次 3 粒,4～6 周为 1 个疗程;或遵医嘱。

【说明】 据《国家中成药汇编》所载,本方滋补肝肾,活血通络,强筋壮骨,用于治疗肝肾不足,瘀血阻络,骨质疏松,腰脊疼痛,足膝酸软,乏力。

十七、益 智 仁

(一)益智仁的故事

在唐朝,一个历经数次举人考试未中的秀才,因多年未能如愿,思虑过度,劳心伤神,不思进食,伴有腹中冷痛,失眠多梦,经常健忘,非常痛苦。久而久之,不但未见好转,更有夜尿频繁,苦不堪言。

一天深夜,他无法安眠,坐在家中前院的草丛边,望着星空。初夏的夜晚,暖暖的东南风吹过,对于衣裤单薄的他,半夜里仍然有点寒意,此时肚子咕噜咕噜叫了,才想起忘记了吃晚饭。不经意间他看见,旁边杂草丛中有几棵貌似山姜的植物,半个月前曾看过的粉红色长穗花朵早已凋谢多日,现在已经结出红棕色纺锤形果实,便顺手摘下放进口中,这才发现这果实竟是芬芳可口,于是一连多吃了好几颗。

此后连续数日,他都要去摘吃此果。他慢慢地发现,胃口好起来了,睡眠好了很多,夜尿少了,精神大为好转。他又燃起了读书应考的决心。寒窗苦读,一年后,他如愿考中举人。为了感谢他服用的神奇的植物,举人给它取了个好听的名字——益智仁。

(二)固气涩精选用益智仁

益智仁为姜科植物益智的果实。

【性味归经】 味辛,性温;归脾、肾经。

【功能主治】 温脾,暖肾,固气,涩精。适用于冷气腹痛,中寒吐泻,多唾,遗精,小便余沥,夜多小便。

【补益妙用】

(1)益智仁温肾助阳,涩精缩尿,可治疗肾虚遗泄、尿频、遗尿、白浊或小便余沥等。益智仁(盐水浸炒)、厚朴(姜汁炒)各等份,生姜 3 片,大枣 1 枚,水煎服,用于治疗白浊腹满,不拘男女。益智仁、茯神各 60 克,远志、甘草各 250 克,研成粉末,酒糊丸梧桐子大,空腹用生姜汤送下 50 丸,用于治疗小便赤浊。

(2)脾阳不振,运化失常,每易引起腹痛泄泻,益智仁辛温气香,有暖脾止泻的功效,可治疗脾寒泄泻冷痛。益智仁浓煎饮之,治疗腹胀忽泻,日夜不止,诸药不效者。

(3)脾脏虚寒,不能摄涎,会出现口涎多而自流,益智仁能温脾以摄涎,可与党参、茯苓、半夏、陈皮、淮山药等配伍,治疗多唾多涎。

(4)益智仁炒过后研成粉末,加盐少许,用米饮汤调服,治疗妇女崩中。益智仁 1 份,砂仁 2 份,研成粉末,用温开水送下,每日 2次,每次 9 克,治疗漏胎下血。

【历代医论】

《广志》:含之摄涎秽。

《本草拾遗》:止呕哕,治遗精虚漏,小便余沥,益气安神,补不足,利三焦,调诸气,夜多小便者,取二十四枚碎,入盐同煎服。

《医学启源》:治脾胃中寒邪,和中益气。治人多唾,当于补中药内兼用之。

王好古:益脾胃,理元气,补肾虚,滑沥。

《本草纲目》:治冷气腹痛,及心气不足,梦泄,赤浊,热伤心系,吐血、血崩。

《本草经疏》:以其敛摄,故治遗精虚漏,及小便余沥,此皆肾气不固之证也。肾主纳气,虚则不能纳矣。又主五液,涎乃脾之所统,脾肾气虚,二脏失职,是肾不能纳,脾不能摄,故主气逆上浮,涎秽泛滥而上溢也,敛摄脾肾之气,则逆气归元,涎秽下行。

《本草求实》:气味辛热,功专燥脾温胃,及敛脾肾气逆,藏纳归源,故又号为补心补命之剂。是以胃冷而见涎唾,则用此以收摄,脾虚而见不食,则用此温理,肾气不温,而见小便不缩,则用此入缩泉丸以投。与夫心肾不足,而见梦遗崩带,则用此以为秘精固气。若因热成气虚,而见崩浊、梦遗等症者,则非所宜。

【现代研究】

(1)主要成分:益智仁含挥发油 $1\% \sim 2\%$,油中含桉油精 55%,以及姜烯、姜醇等。

(2)药理作用:益智仁所含成分具有拮抗钙活性的作用,强心作用,以及抗癌、控制回肠收缩等作用。益智果实醇提物有抑制前列腺素作用。

(三)益智仁药膳与方剂

五、六月间,益智仁果实呈褐色、果皮茸毛减少时采摘,除去果柄,晒干用。

益智仁用盐水拌匀(益智仁 50 000 克,用食盐 1 400 克),微炒,取出放凉,即盐益智仁。益智仁置锅中,炒至外壳焦黑,取出冷透,除去果壳,取仁捣碎用,叫煨益智仁。

【用法用量】 益智仁在中医传统的丸、散、膏、丹里用得较为普遍,现代多用于煎剂、做散,成药入丸剂、冲剂、胶囊等,居家可用作粥饭、药膳的原料。一次量为 3~9 克。

【注意事项】

(1)阴虚火旺或因热而患遗滑崩带者忌服。还应注意,《会约医镜》说"其性行多补少,须兼补剂用之,若独用则散气",使用时当引起重视。

(2)置干燥处贮藏。

1. 益智仁药膳

益智仁粥

【原料】 益智仁 5 克,糯米 50 克。

【做法】 将益智仁研为细末,再用糯米煮粥,然后调入益智仁末,加食盐少许,稍煮片刻,待粥稠停火即成。

【用法】 每日早晚餐温热服。

【说明】 本方出自《经效产宝》,功能为补肾助阳,固精缩尿。用于调治脾肾阳虚,腹中冷痛,尿频,遗尿。

益 智 粥

【原料】 益智仁、白茯苓各 30 克,粳米 50 克。

【做法】 先将益智仁同白茯苓烘干后,一并放入碾槽内研为细末;将粳米淘净后煮成稀薄粥,待粥将熟时,一次调入药粉 3~5 克,稍煮即可。也可用米汤调药粉 3~5 克稍煮。

【用法】 趁热食用。

【说明】 本方出自《袖珍方》,功能为益脾,暖肾,固气,用于调治小儿遗尿,流涎。

补 阳 汤

【原料】 羊肾 4 只,山药 30 克,益智仁 10 克,乌药 10 克,生姜、葱、料酒、食盐、蛋清、淀粉、味精、鸡汤、胡椒粉各适量。

【做法】 山药、乌药、益智仁洗净,加水煎取汁;羊肾去臊,片成薄片,放碗内,加料酒、姜片、葱段、食盐拌匀,码 15 分钟,用蛋清、干淀粉、味精及一半药汁调拌均匀;炒锅置大火上,加鸡汤及另一半药汁煮开,抖入羊肾片,煮2分钟,加味精、胡椒粉调味即成。

【用法】 吃羊肾,喝汤,佐餐食用。

【说明】 益智仁温脾暖肾,固气涩精;山药补肾益精,健脾补肺;乌药顺气开郁,散寒止痛。本膳3药与羊肾合用,用于调治肾阳不足,腰膝冷痛,小便频数,阳痿遗精,妇女宫冷不孕。

参药猪脬汤

【原料】 红参6克,怀山药、益智仁各60克,台乌药30克,猪膀胱1个,食盐、味精各适量。

【做法】 将猪膀胱划一个口子,用温水洗净;益智仁和台乌药一并加水浸1小时,用洁净纱布袋盛贮;红参及怀山药另放碗中,加水浸1小时;然后,将生晒参、怀山药、药包一并放猪膀胱内,再放砂锅中,加入浸各药的水,用小火炖1小时。剪开猪膀胱,弃药袋,留下红参和怀山药,放食盐、味精,稍煮片刻即成。

【用法】 佐餐食用,红参及怀山药一并吃下。

【说明】 本方系民间食疗方,有补肾缩尿的作用,用于调治小儿遗尿,小便清长,量多频数,小腹冷痛,腰膝酸软。

2. 益智仁煎汤

大补阴阳汤

【原料】 益智仁、白术、山药各4.5克,煅牡蛎、蜜黄芪各9克,当归、熟地黄、益母草6克,甘草、白芍3克,干姜2克。

【做法】 每日1剂,加水煎2次,合并煎汁服用。

【用法】 分2次于食后温服。

【说明】 本方出自《会约》,用于治疗产后气血两虚,遗尿。

济生益智仁汤

【原料】 益智仁、干姜、制甘草、炒茴香各 9 克,制乌头、生姜各 15 克,青皮 6 克。

【做法】 上药加工成粉末,过筛取粉,装瓶备用。

【用法】 每服 12 克,入食盐少许,加水煎 10 分钟,空腹温服。

【说明】 本方出自《济生方》,用于治疗疝痛,腹部痉挛疼痛。

益 智 汤

【原料】 益智仁 1125 克,京三棱 375 克,干姜 45 克,青皮、莪术、陈皮各 180 克。

【做法】 上药加工成粉末,过筛取粉,装瓶备用。

【用法】 每服 3 克,热汤送下,不拘时候。

【说明】 本方出自《和剂局方》,用于治疗一切冷气,呕逆恶心,脐腹胁肋,胀满刺痛,胸膈痞闷,饮食减少。常服顺气宽中,消宿冷,调脾胃。

益元固真汤

【原料】 红参、白茯苓、莲心、巴戟天、升麻、益智仁、酒黄柏、甘草梢各 6 克,怀山药、泽泻各 4.5 克。

【做法】 每日 1 剂,水煎 2 次,合并煎汁服用。

【用法】 分 3 次于空腹时温服。

【说明】 本方出自《万病回春》,功能为益气固精,泻火利水,用于治疗腰脊酸软,腹中胀闷,小便不利,淋漓不畅,或小便频数,尿后有余沥。

益智和中汤

【原料】 益智仁、柴胡、葛根、半夏各 1.5 克,肉桂 0.3 克,桂

枝 1.2 克,牡丹皮,当归身、炙甘草、黄芪、升麻各 3 克,白芍
4.5 克。

【做法】 上药粉碎成粗末,加水 450 毫升,煎至 150 毫升,去
渣即成。

【用法】 于空腹时温服。

【说明】 本方出自《兰室秘藏》,功能为温中祛寒,益气升阳,
用于治疗脾胃虚寒,肠澼下血,或血色紫黑,腹部冷痛,得热物熨之
则减轻,右关脉弦,按之无力。

固 尿 饮

【原料】 核桃肉、怀山药各 15 克,益智仁 20 克。

【做法】 将 3 药同放砂锅中,加水浸 1 小时,煎取汁服用。

【用法】 每日 1 剂,每剂煎 2 次,分 2 次服下。

【说明】 本方用于治疗肾虚尿频。

3. 益智仁散剂

益 智 仁 散

【原料】 益智仁、白茯苓各等份。

【做法】 上药加工成粉末,过筛取粉,装瓶备用。

【用法】 每服 3 克,于空腹时以米汤送下。

【说明】 本方出自《袖珍方》,用于治疗小儿遗尿,亦治白浊。

4. 益智仁丸子

九 子 丸

【原料】 益智仁、菟丝子、枸杞子、韭菜子、车前子、酸枣仁、覆

盆子、芡实、柏子仁各 30 克。

【做法】 上药加工成细粉,过筛取粉,炼蜜为丸如梧桐子大备用。

【用法】 每服 70 丸,以莲子汤送下。

【说明】 本方出自《活人心统》,功能为益阳补肾,用于治疗男子诸虚,心气不足,遗精梦泄。

三 仙 丸

【原料】 盐炒益智仁、乌药各 60 克,山药 30 克。

【做法】 上药加工成细粉,过筛取粉,炼蜜为丸,如梧桐子大备用。

【用法】 每服 50 丸,睡前温盐水服下。

【说明】 本方出自《世医得效方》,用于治疗梦遗,小便频数,遗尿不止。

缩 泉 丸

【原料】 益智仁、乌药、山药等份。

【做法】 益智仁、乌药加工成细粉,过筛取粉,酒煮山药末为糊,炼蜜为丸,如梧桐子大备用。

【用法】 每服 70 丸,盐酒或米饮送下。

【说明】 本方出自《妇人良方》,用于治疗下元虚冷,小便频数、小儿遗尿。

(四)益智仁成药

固肾定喘丸

【原料】 益智仁、熟地黄、附子、补骨脂、牛膝、车前子、肉桂、金樱子、茯苓等 13 味。

【用法】 每日 2～3 次,每次 1.5～2.0 克,可在发病预兆前服用,也可预防久喘复发,15 天为 1 个疗程。

【说明】 据《中华人民共和国药典》所载,本方温肾纳气,健脾利水,用于治疗脾肾虚型及肺肾气虚型的慢性支气管炎,肺气肿,先天性哮喘,老人虚喘。

济 坤 丸

【原料】 丹参、益智仁、当归、木通、桔梗、生地黄、龙胆、远志、天冬、酸枣仁、麦冬、草豆蔻、川楝子、乌药、茯苓、白芍、白术、神曲、阿胶等。

【用法】 每日 2 次,每次 1 丸。

【说明】 据《北京市中药成方选集》所载,本方养血,和胃,安神,用于治疗妇女经期不准,胸膈不舒,食欲不振,心悸失眠。

萆薢分清丸

【原料】 粉萆薢、石菖蒲、甘草、乌药、盐益智仁等。

【用法】 每日 2 次,每次 6～9 克。

【说明】 本方出自《丹溪心法》,功能为分清化浊,温肾利湿,用于治疗肾不化气,清浊不分,白浊,小便频数。

健脑胶囊

【原料】 当归、天竺黄、肉苁蓉、煅龙齿、山药、琥珀、五味子、天麻、柏子仁、丹参、益智仁、人参、酸枣仁、远志、菊花、胆南星等。

【用法】 每日 3 次,每次 2 粒。

【说明】 据《中华人民共和国药典》所载,本方补肾健脑,养血安神,用于治疗心肾亏虚,记忆减退,头晕目眩,心悸失眠,腰膝酸软。

仙传至宝丹

【原料】 莪术、益智仁、橘皮、三棱、厚朴、桔梗、甘松、茯苓、黄芪、青皮、藿香、木香、枳壳、砂仁、神曲、白术、胆南星、山楂等。

【用法】 每日2次,每次1丸,1周岁内小儿酌减。

【说明】 据《北京市中药成方选集》所载,本方和胃消食,清热导滞,用于治疗小儿停食停乳,身烧头热,呕吐腹泻,红白痢疾。

混 元 丹

【原料】 紫河车、益智仁、天竺黄、白梅花、甘草、滑石、牡丹皮、甘松、花粉、莪术、砂仁、人参、木香、黄芪、山药、香附、茯苓等。

【用法】 每日2次,一次1丸,1周岁内小儿酌减。

【说明】 据《北京市中药成方选集》所载,本方理气健脾,利湿止泻,用于治疗小儿先天不足,脾胃虚弱,慢惊抽搐,久泻不止。

健脑益智冲剂

【原料】 西洋参、益智仁、黄芪、黄连、山茱萸、百合、茯苓、酸枣仁、煅龙骨、九节菖蒲等。

【用法】 每日3次,每次1袋,开水冲服。

【说明】 本方健脑增智,养心安神,健脾益气,补肾固精,镇静安神,增强记忆,抗疲劳,用于治疗神经衰弱,失眠多梦,疲乏无力,注意力不集中,食欲不振,记忆力下降,头昏耳鸣,心悸胸闷,烦躁易怒。

十八、山茱萸

（一）山茱萸的传说

相传，春秋战国时期，太行山一带属于赵国。当时，诸侯纷争，战乱频繁，药物严重不足，官府规定，采药的山民必须把采来的名贵药材进贡给赵王。

一天，一个村民前来进贡"山萸"。谁知赵王见了后大怒，说道："小小山民，竟敢将此物当贡品，岂不小看了本王！"这时，朱御医急忙解释说："山萸是一种良药，这位村民听说大王有腰痛的顽疾，是特意送来的。"赵王却说："寡人用不着什么山萸。"进贡的村民只好退出。朱御医急忙将山萸收藏起来，他对山民说，赵王也许有一天要用上它的。

很快，三年过去了。一天，赵王旧病复发，腰痛难忍。朱御医见状，找出收藏的山萸，加水煎汤给赵王治疗。赵王服后，腰痛的症状大减，三日后居然消除了。赵王问朱御医给他服的是什么仙丹妙药。朱御医便把山萸的功效、山民进贡的事说了一遍。赵王听后大喜，下令大种山萸。有一年，赵王的妃子患了崩漏症，朱御医当即以山萸为主配制方药，治愈了妃子的病。

为表彰朱御医的医术和山萸的功效，赵王对朱御医说，这山萸就叫"山朱萸"吧。他把朱御医的姓放到药名里，御医连连点头道谢。后来，人们为了表明药物身份，又将"山朱萸"写成"山茱萸"，一直沿用至今。

(二)补肾涩精选用山茱萸

山茱萸是山茱萸科植物山茱萸的干燥成熟果肉。

【性味归经】 味酸、涩,性微温;归肝、肾经。

【功能主治】 补益肝肾,涩精固脱。适用于眩晕耳鸣、腰膝酸痛、阳痿遗精、遗尿尿频、崩漏带下、大汗虚脱、内热消渴。

【补益妙用】

(1)山茱萸取其核温涩能秘精气,精气不泄,乃所以补骨髓。山茱萸酸涩收敛,有滋补肝肾、固肾涩精的作用,可治疗肝肾不足、腰膝酸软、遗精滑泄、眩晕耳鸣、月经过多等。

(2)山茱萸甘酸温润,既能益精,又可助阳,长于固涩下焦,可治疗肝肾亏虚,下元不固,小便频数,五更泄泻,虚汗不止,崩中漏下,心悸怔忡。山茱萸酸敛之中,更具条畅之性,故善于治脱,又善于开痹,以重剂山茱萸30~120克,治疗虚证、脱证、身痛肢痛。

(3)山茱萸60克,研成粉末,用米饭为丸,临睡时服,治疗五更泄泻,三日而泄泻自愈。

(4)山茱萸兴阳道,坚阴茎,添精髓,止老人尿多不节。王辉武认为山茱萸在治疗虚汗的同时,还能壮阳补肾,治疗性功能减退等。

(5)山茱萸还用于乳糜尿,失眠。

【历代医论】

《雷公炮炙论》:壮元气,秘精。

《名医别录》:温中,下气,出汗,强阴,益精,安五脏,通九窍,止小便利,明目,强力。

《药性论》:治脑骨痛,止月水不定,补肾气,兴阳道,添精髓,疗耳鸣,除面上疮,主能发汗,止老人尿不节。

《日华子本草》:暖腰膝,助水脏,除一切风,逐一切气,破癥结,治酒皶。

《珍珠囊》:温肝。

《本草求原》:止久泻,心虚发热汗出。

《药品化义》:滋阴益血,用于治疗目昏耳鸣,口苦舌干,面青色脱,汗出振寒,为补肝助胆良品。

《本草新编》:人有五更泄泻,用山茱萸2两为末,米饭为丸,临睡之时,一刻服尽,即用饭压之,戒饮酒行房,三日而泄泻自愈。盖五更泄泻,乃肾气之虚,山茱萸补肾水,而性又兼涩,一物二用而成功也。

《神农本草经逢原》:仲景八味丸用之,盖肾气受益,则封藏有度,肝阴得养,则疏泄无虞,乙癸同源也。

《医学衷中参西录》:大能收敛元气,振作精神,固涩滑脱。凡人元气之脱,皆脱在肝。故人虚极者,其肝风必先动,肝风动,即元气欲脱之兆也。又肝与胆,脏腑相依,胆为少阳,有病主寒热往来;肝为厥阴,虚极亦为寒热往来,为有寒热,故多出汗,萸肉既能敛汗,又善补肝,是以肝虚极而元气将脱者,服之最效。

【现代研究】

(1)主要成分:山茱萸果肉含鞣质、糖苷、挥发油等。

(2)药理作用:山茱萸煎剂在体外能抑制金黄色葡萄球菌的生长,而对大肠埃希菌则无效。山茱萸有明显的对抗肾上腺素性高血糖的作用。不同剂量山茱萸对醋酸引起的大鼠腹腔毛细血管通透性增加均有明显抑制作用。山茱萸有抗癌作用,并有较弱的兴奋副交感神经的作用,以及抗氧化作用。

(三)山茱萸药膳与方剂

山茱萸,又称萸肉。秋末冬初果皮变红时采收果实,用小火烘或置沸水中略烫后,及时除去果核,晒干用。

净山茱萸用料酒拌匀,密封容器内,置水锅中,隔水加热,炖至酒吸尽,取出,晾干,即酒山萸。净山茱萸置笼屉内加热蒸黑为度,取出,晒干,即蒸山萸。

【用法用量】 山茱萸在中医传统的丸、散、膏、丹中用得较为普遍,现代多用于煎剂、浸酒、熬膏,成药入丸剂、胶囊等,居家可用作茶饮、甜点、粥饭、药膳的原料。一次量为5~10克。

【注意事项】

(1)凡命门火炽,强阳不痿,素有湿热,小便淋涩者忌服。

(2)置干燥处贮藏,防蛀。

1. 山茱萸茶饮

萸 枣 饮

【原料】 山茱萸10克,大枣10枚。

【做法】 每日1剂,加水煎2次,合并煎汁服用。

【用法】 分2次服下,大枣一并吃下。

【说明】 本方出自《常用补品家庭妙用》,有益气固摄的作用,用于调治幼儿多汗症。

2. 山茱萸药酒

山萸苁蓉酒

【原料】 山茱萸、川牛膝、远志、熟地黄、巴戟天、茯苓、泽泻、菟丝子各30克,肉苁蓉60克,山药25克,杜仲40克,五味子35克,白酒2 000毫升。

【做法】 上药加工成粉末,过筛取粉,倒入白酒浸泡,密封,春夏5日,秋冬7日后开取,去渣备用。

【用法】 每次 10～20 毫升,每日早晚 2 次,将酒温热空腹服用。

【说明】 本酒有补肝肾,暖腰膝,安神定志,充精补脑的作用,用于调治肝肾亏损,头昏耳鸣,怔忡健忘,腰脚软弱,肢体不温。

右 归 酒

【原料】 山茱萸 70 克,菟丝子 55 克,炮附片、鹿角各 30 克,枸杞子 75 克,茯苓、熟地黄各 50 克,当归 120 克,桂枝 70 克,白酒 1 500 毫升。

【做法】 上药加工成粉末,装入纱布袋中,缝好后放白酒中浸泡,封存 100 天,过滤去渣,取液装瓶备用。

【用法】 每日早晚各 1 次,每次 5～10 毫升。

【说明】 本酒据《景岳全书》右归饮所载,有温利肾阳、填充精血的作用,用于调治肾阳不足,阴寒内盛,老年身半以下常有冷感,腰酸腿软,小便不利或反而增多,遗尿,尺脉微弱,舌淡;或者中年人阳痿,滑精,以及寒癫,水肿,火不暖土,脾胃虚寒,呕吐腹胀,食少便溏等症。注意:药性偏热,故阴虚火旺者忌用。

3. 山茱萸药膳

山茱萸粥

【原料】 山茱萸肉 15 克,粳米 100 克。

【做法】 先将山茱萸洗净,去核,再与粳米同入砂锅中煮粥,待粥将熟时,加入白糖稍煮即可。

【用法】 每日 1～2 次,3～5 天为 1 个疗程。

【说明】 本方有补益肝肾,涩精敛汗的作用,用于调治肝肾不足,带下,遗尿,小便频数等。

固精核桃糖

【原料】 山茱萸 250 克,五味子 100 克,核桃肉 750 克,冰糖适量。

【做法】 将五味子洗净,放砂锅内,加冷水浸泡半小时,再煎取浓汁备用;山茱萸洗净,晾干;核桃肉倒入大瓷盆内,加五味子药汁浸泡半小时,再加山茱萸拌匀,放入研细的冰糖,盖好,置锅中,隔水蒸 3 小时即成。

【用法】 每日 2 次,每次取 1 匙嚼服。

【说明】 本膳有补益肝肾的作用,用于腰膝酸痛、头晕、目眩、早泄、遗尿、尿频、自汗、盗汗、妇女带下、月经不调等。

4. 山茱萸煎汤

六五地黄汤

【原料】 山茱萸、牡丹皮、盐泽泻、白茯苓各 15 克,干地黄、桑葚各 25 克,炒山药、枸杞子、女贞子、车前子、地肤子各 20 克。

【做法】 每日 1 剂,加水煎 2 次,合并煎汁服用。

【用法】 分 2 次温服。

【说明】 本方滋补肝肾,淡渗利水,用于治疗肾炎发病日久,肝肾阴伤者。

肾 气 汤

【原料】 山茱萸、肉苁蓉、熟附子、泽泻各 15 克,肉桂 5 克,白茯苓 20 克,车前子 10 克,怀牛膝 25 克。

【做法】 每日 1 剂,加水煎 2 次,合并煎汁服用。

【用法】 分 2 次温服。

【说明】 本方由《金匮要略》肾气汤化裁而来,功能为温补肾阳,化气利尿,用于治疗小便不通或点滴不爽,排出无力。

益 志 汤

【原料】 鹿茸、巴戟天、熟地黄、枸杞子、肉苁蓉、怀牛膝、炮附子、桂心、山茱萸、白芍、防风、炙甘草各等份。

【做法】 鹿茸加工成粉末,过筛取粉;鹿角霜、熟地黄等药加工成粗末备用。

【用法】 每日 2 剂,每剂取药末 15 克,加生姜 3 片,食盐少许,水煎取汁,于食前送服鹿茸粉 1.5 克。

【说明】 本方出自《三因方》,用于治疗肾虚寒,小便频数,腰胁引痛,短气咳逆,四肢烦疼,耳鸣眼黑,骨间热,梦遗,白浊,目眩,诸虚困乏。

化 精 丹

【原料】 山茱萸、白术、麦冬、沙参各 30 克,熟地黄各 60 克,人参、牛膝、生酸枣仁各 15 克,车前子 9 克。

【做法】 上药每日一料,加水煎 2 次。

【用法】 分 2 次食后温服。

【说明】 本方出自《辨证录》,用于治疗心肾不交,精浊,尿道涩如淋而作痛。

5. 山茱萸膏方

补 天 膏

【原料】 山茱萸、核桃肉、龙眼肉、人参、沙参、天冬、阿胶各 12 克,白术、当归、生地黄、牛膝、沉香各 90 克,紫河车 2 具,黍米金丹 1 粒(即小儿出世口内大血珠)。

【做法】 上药加工成细粉,过筛取粉,以桑树柴小火煎熬成膏备用。

【用法】 不拘时服。

【说明】 本膏出自《玉案》,用于治疗肾气不足,下元虚乏,脐腹疼痛、脚膝缓弱、肢体倦怠、面色萎黄、腰痛背胀。

萸肉阿胶膏

【原料】 阿胶 50 克,山茱萸、枸杞子、五味子各 30 克,黄酒 200 毫升,冰糖 150 克。

【做法】 阿胶放杯中,用黄酒浸泡 24 小时;山茱萸、枸杞子、五味子拣去杂质,洗净,放盛阿胶的杯中,加冰糖,盖好,隔水炖 2~3 小时,至胶黏稠为止。

【用法】 每日 2 次,每次取 1 匙,用沸开水化开服下。

【说明】 阿胶是补肾益精的良药,服之能使肾发挥良好的固摄作用,使根本得以巩固,防治遗尿。本膏中的山茱萸、五味子有固摄的作用,枸杞子补肾益精,合阿胶同用,对遗尿、遗精,以及久咳、久泻均有一定的防治效果。

6. 山茱萸丸子

石刻安肾丸

【原料】 怀山药 120 克,葫芦巴 60 克,川楝子 30 克,鹿茸、附子、肉桂、川乌、川椒、菟丝子、巴戟天、补骨脂、远志、茯苓、苍术、山茱萸、杜仲、赤石脂、石斛、柏子仁、韭菜子、小茴香、肉苁蓉、青盐各 12 克。

【做法】 上药加工成细粉,过筛取粉,用炼蜜和丸,如梧桐子大备用。

【用法】 每日 2 次,每次 9 克,于空腹时用温开水送下。

【说明】 本方出自《不居集》,功能为补益心肾,用于治疗脚膝酸软,夜梦遗精,小便频数。

补肾茯苓丸

【原料】 山茱萸、紫菀、独活、丹参、肉桂、牛膝15克,炮附子、山药、茯苓、白芍、黄芪、白术各30克,防风18克,细辛、泽泻各12克,干姜、苦参各9克。

【做法】 上药加工成细粉,过筛取粉,用炼蜜和丸,如梧桐子大备用。

【用法】 每服7丸,每日2次。

【说明】 本方出自《遵生八笺》,用于治疗肾虚冷,五脏内伤,头重足浮,皮肤燥痒,腰脊疼痛,心胃咳逆,口干舌燥,痰涎流溢,噩梦遗精,尿血滴沥,小便偏急,阴囊湿痒,喘逆上壅,转侧不得,心常惊悸,目视茫茫,饮食无味,日渐赢瘦。

橘皮煎丸

【原料】 橘皮450克,鹿茸、当归、草薢、厚朴、肉苁蓉、肉桂、附子、巴戟天、阳起石、石斛、牛膝、杜仲、吴茱萸、炮姜、菟丝子、煨三棱各90克,炙甘草30克。

【做法】 橘皮焙干;鹿茸酒浸、炙过;厚朴去粗皮、姜汁制;肉苁蓉酒浸、炙过;肉桂去粗皮;附子炮去皮脐;阳起石酒浸、焙干;牛膝酒浸;杜仲去粗皮、姜汁炙;菟丝子酒浸、焙干。将各药一并加工成细末,过筛取粉备用;另将橘皮捣为粗末,加料酒煎熬如饧,再加入药末,搅匀,制成丸。

【用法】 每日2次,每次6克,于空腹时用温酒或淡盐开水送下。

【说明】 本方出自《和剂局方》,功能为暖脏祛寒,补肾兴阳,凡是脏寒而阳气不足诸证,都可以使用。凡久虚积冷,心腹疼痛、呕吐痰水、饮食减少、胁肋虚满、脐腹弦急、大肠虚滑、小便频数、肌肤瘦悴、面色萎黄、肢体怠惰、腰膝缓弱及痃癖积聚、上气咳嗽、久疝久痢、肠风痔瘘、血海虚冷、赤白带下、肾虚无子,均宜服用。

(四)山茱萸成药

济生肾气丸

【原料】 山茱萸、车前子、茯苓、附子、牡丹皮、牛膝、肉桂、山药、熟地黄、泽泻等。

【用法】 每日 2～3 次,水蜜丸每次 6 克,小蜜丸每次 9 克,大蜜丸每次 1 丸。

【说明】 本方出现《济生方》,功能为温肾化气,利水消肿,用于治疗肾阳不足,水湿内停,肾虚水肿,腰膝酸重,小便不利,痰饮咳喘。

锁精丸

【原料】 地黄、山茱萸、山药、人参、炙黄芪、肉桂、龙骨、牡蛎、酸枣仁、五味子、柏子仁、牡丹皮等 15 味。

【用法】 每日 2 次,每次 1 袋。

【说明】 据《中药成方制剂》所载,本方补养心脾,益肾固精,用于治疗自汗盗汗,失眠多梦,腰膝酸软,肢体瘦弱。

十九、淫羊藿

(一)淫羊藿的故事

据传,南北朝时的著名医学家陶弘景,一日在采药途中,听到关于一种怪草的议论。他赶紧追究,老羊倌告诉他:这种怪草生长在树林灌木丛中,叶青,状似杏叶,一根数茎,高达一二尺。公羊啃吃以后,阴茎极易勃起,与母羊交配次数也明显增多,而且阳具长时间坚挺不痿。陶弘景马上想到,这很可能是一味还没被发掘的壮阳良药。于是,他在羊倌的指引下找到了这种怪草。经过反复验证,证实这种草的强阳作用不同凡响。于是命名为"淫羊藿"。

另有一则来自民间的传说。农家范有根娶了媳妇数年,总不见有身孕,念想着三代单传的范家老爷子闷闷不乐、心急如焚,逼儿子休其妻,命他另行娶妻生子,传宗接代。范有根小两口本来如胶似漆,相敬如宾,恩爱有加。面对着老爷子的休妻令,小夫妻只得离家出走,以牧羊为生。放羊中,小夫妻发现了一个奇特的现象:当这一大群羊吃了一种当地叫藿的草后,公羊发情次数明显增多,与母羊一天要交配数次,而这些羊在吃其他草的日子里,却没有这种现象发生。范有根夫妇屡次观察,这种现象都得到了验证。后来,夫妻俩便也采了许多藿,经常煎汤服用。结果,奇迹产生了,有根的妻子有了身孕,后来生下了一个白白胖胖的儿子。不久,藿能壮阳的功效很快传开了,因为这种藿能增加羊的淫性,所以人们便把它命名为"淫羊藿"。

（二）助阳祛风湿选用淫羊藿

淫羊藿为小檗科植物淫羊藿、箭叶淫羊藿、柔毛淫羊藿、巫山淫羊藿、朝鲜淫羊藿的干燥地上部分。

【性味归经】 味辛、甘，性温；归肝、肾经。

【功能主治】 补肾阳，强筋骨，祛风湿。适用于阳痿遗精，筋骨痿软，风湿痹痛，麻木拘挛；更年期高血压。

【补益妙用】

（1）淫羊藿温肾助阳，能治疗肾阳不足，阳痿遗泄，腰膝痿软等。

（2）淫羊藿性味辛温，能散风除湿，可治疗风湿痹痛偏于寒湿者，以及四肢麻木不仁或筋骨拘挛等。仙灵脾散用淫羊藿（仙灵脾）、威灵仙、川芎、桂心、苍耳子各 30 克，捣细成粉末，用温酒送服 3 克，治疗风走注疼痛，来往不定。

【历代医论】

《神农本草经》：主阴痿绝伤，茎中痛。利小便，益气力，强志。

《名医别录》：坚筋骨。消瘰疬、赤痈；下部有疮，洗，出虫。

《日华子本草》：治一切冷风劳气，补腰膝，强心力，丈夫绝阳不起，女子绝阴无子，筋骨挛急，四肢不任，老人昏耄，中年健忘。

《医学入门》：补肾虚，助阳，治偏风手足不遂，四肢皮肤不仁。

《本草纲目》：性温不寒，能益精气，真阳不足者宜之。

《本草正义》：禀性辛温，专壮肾阳，故主阴痿，曰绝伤者，即阳事之绝伤也。

【现代研究】

（1）主要成分：淫羊藿茎、叶含淫羊藿苷，叶尚含挥发油、蜡醇、卅一烷、植物甾醇、鞣质、油脂。脂肪油中的脂肪酸有棕榈酸、硬脂酸、油酸、亚油酸。

(2)药理作用:淫羊藿有催淫作用,这种作用由于精液分泌亢进,精囊充满后,刺激感觉神经,间接兴奋性欲而起。淫羊藿煎剂试管内对脊髓灰质炎病毒有显著的抑制作用,在药物与病毒接触1小时内,即表现灭活作用,对其他肠道病毒亦能抑制;对白色葡萄球菌、金黄色葡萄球菌有显著抑菌作用,对奈氏卡他球菌、肺炎双球菌、流感嗜血杆菌有轻度抑制作用。1‰浓度对人型结核杆菌有抑菌效力。还有镇咳、祛痰与平喘作用。

(三)淫羊藿药膳与方剂

淫羊藿,又称为仙灵脾。夏、秋季茎叶茂盛时采割,除去粗梗及杂质,晒干或阴干入药。

【用法用量】 淫羊藿在中医传统的丸、散、膏、丹中用得较为普遍,现代多用于煎剂、浸酒、做散、熬膏,成药入丸剂、片剂、冲剂、胶囊、口服液等,居家可用作面点的原料。一次量为 3～9 克。

【注意事项】
(1)阴虚相火易动者忌服。
(2)置通风干燥处贮藏。

1. 淫羊藿药酒

淫羊藿酒

【原料】 淫羊藿 200 克,枸杞子 100 克,党参 50 克,白酒 2 500 毫升。

【做法】 将白酒放入广口瓶内,淫羊藿等 3 味用洁净纱布包裹,密封于白酒中,1 个月后药汁析出,弃药取酒饮用。

【用法】 每日 2 次,每次饮用 25 毫升。

【说明】 本方有补肾壮阳,益气强志的作用,用于调治神疲乏力,腰膝酸冷,阳痿早泄,记忆力下降,嗜睡。

壮阳益肾酒

【原料】 枸杞子50克,淫羊藿、五味子各30克,海参15克,鹿茸、海马各10克,蛤蚧1对,白酒2 500毫升。

【做法】 鹿茸炙去毛,切成薄片;蛤蚧等洗净,烘干;然后将诸药一并放坛内,加白酒,密封坛口,浸泡7天,滤取酒饮用。

【用法】 每日1次,于睡前饮用30毫升。

【说明】 本方有益肾气,壮肾阳的作用,用于调治肾阳不足,阳痿,遗精,神疲畏寒,腰膝冷痛。

种玉药酒

【原料】 淫羊藿250克,核桃肉、生地黄各120克,枸杞子、五加皮各60克,白酒7 500毫升。

【做法】 将上药放坛内,加入白酒,盖好密封,隔水用小火加热至药片蒸透,取出放凉,浸渍30天,启封饮用。

【用法】 每日早晚各1次,每次20毫升。

【说明】 本方为经验方,用于调治肾虚不孕,输卵管阻塞性不孕。

2. 淫羊藿药膳

淫羊藿山药面

【原料】 鲜山药80克,淫羊藿3克,龙眼肉20克,面条120克,酱油、黄酒、味精各适量。

【做法】 将淫羊藿置砂锅内,加水适量,用小火煎40分钟,弃渣,留汁备用;山药刨去皮,洗干净,切成小段,放锅中,加水煮至完全熟烂,用锅铲压捣成泥状。另一锅加水适量,放入龙眼肉,煮至熟烂,加酱油、黄酒、味精,然后倒入山药锅内,用锅铲将山药泥与汤不停地搅和调匀,使山药泥完全溶开,成米汤状,倒入大碗中,再盛上另锅煮好的面条即成。

【用法】 作主食吃。

【说明】 本膳温阳补肾、健脑益智,用于调治腰膝酸软,畏寒疲乏,纳差瘵劣,眩晕健忘。

3. 淫羊藿煎汤

虫草愈肾汤

【原料】 冬虫夏草3克,淫羊藿、白术、葫芦巴各10克,黄芪、茯苓各15克。

【做法】 每日1剂,加水煎2次,合并煎汁服用。

【用法】 分2次温服。

【说明】 本方温肾散寒,用于治疗慢性肾炎患者出现的形寒肢冷,神疲纳少,面色淡白,肢体水肿。

补肾壮阳汤

【原料】 冬虫夏草5克,杜仲、淫羊藿、巴戟天各15克。

【做法】 每日1剂,加水煎2次,合并煎汁服用。

【用法】 分2次温服。

【说明】 本方温补阳气,对提高性功能有帮助,用于治疗阳痿,遗精,腰膝酸痛。

温补肾阳汤

【原料】 鹿茸1克,红参、炙甘草各3克,淫羊藿15克,炙黄芪30克,枸杞子、熟地黄、山茱萸、阳起石各10克,肉桂、炮附子各6克。

【做法】 鹿茸和红参加工成粉末,过筛取粉;余药加水煎煮 2 次,合并煎汁服用。

【用法】 每日 1 剂,于空腹时用药汁送服红参、鹿茸粉。

【说明】 本方补肾温阳,用于治疗神疲乏力,腰膝酸软,面色无华,四肢不温,大便溏薄,阳痿。

益肾强精汤

【原料】 鹿茸 3 克,炙甘草 5 克,雄蚕蛾 10 克,枸杞子、炙黄芪、淫羊藿、菟丝子各 12 克。

【做法】 鹿茸加工成粉末,过筛取粉;余药加水煎煮 2 次,合并煎汁服用。

【用法】 每日 1 剂,分 2 次于空腹时用药汁送服鹿茸粉。

【说明】 本方补益精气,用于治疗精少不育,腰膝酸软,神疲嗜卧,阳痿早泄。

淫羊藿汤

【原料】 北沙参 30 克,枸杞子 18 克,淫羊藿、百合、补骨脂、茯苓、紫菀、桔梗各 12 克,陈皮 10 克,五味子、知母各 9 克,北细辛、甘草各 3 克。

【做法】 每日 1 剂,每剂煎 2 次,合并煎汁服用。

【用法】 分 2 次服用。

【说明】 本方温补肺肾,止咳化痰,用于治疗慢性支气管炎肺肾两虚,咳嗽,喘息少气,胸闷,形寒,痰白如沫,咳吐不利,腰膝酸软。

4. 淫羊藿散剂

虫草淫羊散

【原料】　冬虫夏草 3 克,淫羊藿、枸杞子各 10 克。

【做法】　冬虫夏草洗净,烘干,加工成粉末;淫羊藿、枸杞子分别烘干,加工成粉末;将 3 种粉末同放一处,过筛取粉,用空心胶囊盛贮备用。

【用法】　每日 3 次,每次 3 克,于空腹时用温开水送下。

【说明】　本方益肾温阳,用于治疗冠心病心阳虚衰,而见心前区疼痛、胸闷、心悸者,并能壮阳,治阳痿。

五子壮阳药

【原料】　鹿茸 3 克,五味子、炙甘草各 6 克,枸杞子、菟丝子、淫羊藿、熟地黄各 12 克,车前子、当归各 10 克。

【做法】　鹿茸加工成粉末,过筛取粉;余药加水浸 1 小时,连煎 2 次,合并煎汁服用。

【用法】　每日 1 剂,分早、晚 2 次,用药汁送服鹿茸粉。

【说明】　本方培补精血,壮阳益肾,用于治疗肾精亏损,阳痿不育。

5. 淫羊藿丸子

补髓健步丸

【原料】　鹿茸 9 克,补骨脂、宣木瓜各 30 克,紫河车、淫羊藿、仙茅、巴戟天各 45 克,潼蒺藜、薏苡仁、杜仲各 60 克,核桃肉250 克。

【做法】 鹿茸加工成粉末,过筛取粉;将核桃肉捣成泥;余药一并粉碎成细末,过筛,充分拌匀,用炼蜜和为丸。

【用法】 每日早中晚各 1 次,每次 6 克,用温开水或米饮汤送下。

【说明】 本方温阳益肾,壮骨舒筋,用于治疗肝肾精血亏损,肢体筋脉失养,或麻木不仁,或步履维艰。

(四)淫羊藿成药

壮骨关节丸

【原料】 狗脊、淫羊藿、独活、骨碎补、续断、补骨脂、桑寄生、鸡血藤、熟地黄、木香、乳香、没药等。

【用法】 每日 2 次,浓缩丸每次 10 丸,水丸每次 6 丸,早晚饭后用温开水送服。

【说明】 据《中华人民共和国药典》所载,本方补益肝肾,养血活血,舒筋活络,理气止痛,用于治疗肝肾不足,血瘀气滞,脉络痹阻,关节肿胀疼痛麻木,活动受限。

乳核散结片

【原料】 淫羊藿、柴胡、当归、黄芪、郁金、光慈姑、漏芦、昆布、海藻、鹿衔草等。

【用法】 每日 3 次,每次 4 片。

【说明】 据《中药成方制剂》所载,本方疏肝活血,祛痰软坚,用于治疗肝郁气滞,痰瘀互结,乳癖,乳房肿块或结节,乳房胀痛经前加剧。

穿龙骨刺片

【原料】 淫羊藿、穿山龙、狗脊、川牛膝、熟地黄、枸杞子等。

【用法】 每日 3 次,每次 6～8 片。

【说明】 据《中华人民共和国药典》所载,本方补肾健骨,活血止痛,用于治疗肾虚血瘀,骨性关节炎,关节疼痛。

东方神力胶囊

【原料】 淫羊藿、当归、芡实、牛膝、泽兰等。

【用法】 每日 2 次,每次 2 粒,1 周为 1 个疗程。

【说明】 本方益肾通阳,生精补髓,活血化瘀,增强性功能,健身养颜,强壮腰膝,提高机体免疫力,用于治疗阳痿,腰肌劳损,免疫力低下,早衰。

壮骨伸筋胶囊

【原料】 淫羊藿、熟地黄、鹿衔草、骨碎补、肉苁蓉、鸡血藤、红参、狗骨、茯苓、威灵仙、豨莶草、葛根、延胡索等。

【用法】 每日 3 次,每次 6 粒,4 周为 1 个疗程,或遵医嘱。

【说明】 据《中华人民共和国药典》所载,本方补益肝肾,强筋壮骨,活络止痛,用于治疗神经根型颈椎病,肝肾两虚,寒湿阻络,肩臂疼痛,麻木,活动障碍。

心通口服液

【原料】 淫羊藿、黄芪、党参、麦冬、何首乌、葛根、当归、丹参、皂角刺、海藻、昆布、牡蛎、枳实等。

【用法】 每日 2～3 次,每次 10～20 毫升。

【说明】 据《中华人民共和国药典》所载,本方气活血,化痰通络,用于治疗气阴两虚,痰瘀痹阻,心痛,胸闷,气短,呕恶,纳呆。

二十、仙　茅

（一）仙茅与仙茅酒

古印度，崇拜梵天的婆罗门僧侣们认为，仙茅久服轻身，有类似于人参的明目益筋骨、治五劳七伤效果，常用来服食养生。于是，仙茅被称为"婆罗门参"。在我国，古人养生有服乳石之法，但更重视仙茅的补益功效，流传着"千斤乳石，不如一斤仙茅"的说法。

仙茅的服法很多，其中浸泡仙茅酒在多种养生书中提及。如《妙一斋医学正印种子编》介绍，仙茅用米泔水浸过，连同淫羊藿、五加皮、龙眼肉，加白酒浸 21 天后服用，用于治疗阳痿，腰膝酸软，精液清冷，小便清长，手足不温。

仙茅酒在清代以后，又被称为乾隆仙茅酒，其中还有一个传说。

相传当年乾隆皇帝微服私访，路经赤水河畔（即今之茅台镇），发现这里山清水秀，酒肆热闹。经打探，方知此地便是闻名天下的茅台酒酿制宝地。乾隆皇帝走进一家酒店，见几个纨绔子弟正在寻衅滋事，便上前将其制服。酒店老板为表谢意，拿出酒来款待乾隆。乾隆皇帝品尝后，顿觉其酱香突出，幽雅细腻，酒体醇厚，回味悠长，龙颜大悦，为老板题了"仙茅酒"三个大字。后来酒店老板得知题字之人乃当今圣上乾隆皇帝，便以"乾隆仙茅酒"作为自己酒店中美酒的名称。

(二)强筋骨祛寒湿选用仙茅

仙茅为石蒜科植物仙茅的干燥根茎。

【性味归经】 味辛,性热;归肾经。

【功能主治】 补肾阳,强筋骨,祛寒湿。适用于阳痿精冷,筋骨痿软,腰膝冷痹,阳虚冷泻。

【补益妙用】

(1)仙茅补命门而兴阳道,可治疗肾阳不足、命门火衰,阳痿精寒,取仙茅与金樱子根、金樱子果实一并炖肉吃,治疗阳痿、耳鸣。

(2)仙茅温阳,可治疗老年阳气虚弱,尿频、遗尿、小便频数。仙茅 30 克,泡酒服,治疗老年遗尿。

(3)仙茅除寒湿而暖腰膝,可治疗腰膝酸软,筋骨痿痹,手足冷痛。

【历代医论】

《海药本草》:主风,补暖腰脚,清安五脏,强筋骨,消食。宣而复补,主丈夫七伤,明耳目,益筋力,填骨髓,益阳。

《日华子本草》:治一切风气,补五劳七伤,开胃下气。

《开宝本草》:主心腹冷气不能食,腰脚风冷挛痹不能行,丈夫虚劳,老人失溺。

《生草药性备要》:补肾,止痛,治白浊,理痰火,煲肉食。九蒸九晒,用砂糖藏好,早晨茶送,能壮精神,乌须发。

《本草纲目》:仙茅,性热。补三焦、命门之药也。惟阳弱精寒,禀赋素怯者宜之。若体壮相火炽盛者,服之反能动火。

《本草求真》:仙茅,功专补火,助阳暖精,凡下元虚弱,阳衰精冷,失溺无子,并腹冷不食,冷痹不行,靡不服之有效,以其精为火宅,火衰则精与血皆衰,而精自尔厥逆不温,溺亦自尔失候不禁矣。

《本草正义》:仙茅是补阳温肾之专药,亦兼能祛除寒痹,与巴戟天、淫羊藿相类,而猛烈又过之,惟禀性阴寒者,可以为回阳之用,而必不可以为补益之品。

【现代研究】

(1)主要成分:含仙茅苷、仙茅皂苷、仙茅素、仙茅皂苷元、仙茅萜醇等。

(2)药理作用:仙茅可使小鼠腹腔巨噬细胞吞噬百分数与吞噬指数明显增加,其水提物有促进抗体生成并延长其功效。仙茅苷促进巨噬细胞增生并提高其吞噬功能;有明显延长睡眠时间及显著的镇痛和解热作用;有雄激素样作用;有明显的抗缺氧、抗高温作用;并有抗炎、抗菌及抗肿瘤作用;可增加尿酸排泄,并有轻度降血压作用。

(三)仙茅药膳与方剂

仙茅,又叫独茅根、茅爪子、婆罗门参、独脚仙茅。秋、冬二季采挖,除去根头和须根,洗净,干燥。

净仙茅用料酒拌匀,润透后,置锅中微炒至干,取出,晾干,即酒仙茅。

【用法用量】　仙茅多用于煎剂、浸酒、做散,成药入丸剂、片剂、胶囊等。一次量为3～9克。

【注意事项】

(1)阴虚火旺者忌服。

(2)置干燥处,防霉,防蛀。

1. 仙茅药酒

仙　茅　酒

【原料】　仙茅120克,白酒500毫升。

【做法】 将仙茅九蒸九晒后,放入干净的器皿中,倒入酒浸泡,密封 7 日后开启,过滤去渣,装瓶备用。

【用法】 每次 15～20 毫升,每日早晚 2 次,空腹服用。

【说明】 本酒配方在《本草纲目》中有介绍,有温肾壮阳、祛寒除湿的作用,用于调治阳痿滑精,腰膝冷痛,男子精寒,女子宫冷不孕,老年遗尿,小便余沥。

回春仙茅酒

【原料】 仙茅、淫羊藿、南五加皮各 120 克,白酒 10 升。

【做法】 上药加工成细粉,过筛取粉,用黄绢袋盛,悬入白酒内,密封 7 日开封饮用。

【用法】 早晚各饮 10～30 毫升。

【说明】 本方用于调治男子虚损,阳痿不举。

宫廷神酒

【原料】 枸杞子 20 克,红参、仙茅、丹参、蛇床子各 15 克,韭菜子 12 克,鹿茸 10 克,麻雀 1 只,黄酒 3 000 毫升。

【做法】 麻雀宰杀后,去肠杂,晾干;鹿茸、红参分别切成薄片;其他药物加工成粗末,用洁净纱布袋盛贮。将以上各物一并放坛内,加料酒,封好口,放置 15 天,过滤得澄清液备用。

【用法】 每日早晚各 1 次,每次 15 毫升。

【说明】 本方中的鹿茸与人参等配合,有温肾补气的作用,用于调治阳虚精亏,性功能低下,性冷淡,阳痿。

2. 仙茅煎汤

二 仙 汤

【原料】 仙茅、淫羊藿、巴戟天、知母、黄柏、当归各 15 克。

【做法】 每日 1 剂,加水煎 2 次,合并煎汁服用。

【用法】 分 2 次于食后温服。

【说明】 本方用于治疗冲任不调型高血压病。

仙茅附桂八味汤

【原料】 仙茅、山药、巴戟天各 25 克,附子、吴茱萸各 15 克,肉桂、茯苓各 10 克,枸杞子 30 克,黄芪 20 克,熟地黄、当归各 35 克。

【做法】 每日 1 剂,加水煎 2 次,合并煎汁服用。

【用法】 分 2 次于食后温服。

【说明】 本方系王文彦经验方,功能为补肾壮阳,用于治疗肾阳虚损。

3. 仙茅散剂

仙 茅 散

【原料】 仙茅 30 克,陈皮、枳壳、厚朴、官桂、秦艽各 3 克,当归、白茯苓、白芍、白芷、川芎、半夏曲各 4.5 克,麻黄 7.5 克,没药、甘草、炮川乌、白姜、乳香、独活各 6 克,全蝎 7 只,麝香 1.5 克。

【做法】 上药除桂肉、白芷、麝香、乳香、没药,其余药一同炒至变色,再加入桂、芷、麝、乳、没,共研为末备用。

【用法】 每服 9 克,炒大黑豆同木瓜浸酒,不拘时候温服。

【说明】 本方出自《奇效良方》,用于治疗背、手、臂、足、头目筋脉虚挈,一切风证,疼痛不可忍。

神 秘 散

【原料】 仙茅 25 克,党参 5 克,阿胶 6 克,鸡内金 7.5 克。

【做法】 上药加工成粉末,过筛取粉备用。

【用法】 每服 6 克,用米饮汤调服。

【说明】 本方出自《三因方》,功能为定喘,补心肾,下气。

4. 仙茅丸子

加减仙茅丸

【原料】 仙茅、苍术各 1 000 克,白茯苓、茴香、柏子仁各 240 克,车前子 360 克,枸杞子 500 克,生干地黄、熟地黄各 120 克。

【做法】 上药加工成细粉,过筛取粉,酒煮面糊为丸,如梧桐子大备用。

【用法】 每服 50～60 丸,空腹、食前温酒下,每日 2 服,渐加至 70～80 丸。

【说明】 本方出自《御药院方》,强筋骨,益精神,明目,黑须发。

集验仙茅丸

【原料】 山药、仙茅、茯苓、石菖蒲各 50 克,料酒、枣肉各适量。

【做法】 上药用料酒拌匀,置饭上蒸,蒸至饭熟为度,取出晒干,研为细末,再用枣肉适量和为细丸。

【用法】 每日 2 次,于早晚空腹时各服 9 克,用温开水或料酒送服。

【说明】 本方出自《朱氏集验方》,功能为补肾养心,健脾益智,用于治疗形寒怕冷,腰膝酸软,头晕健忘,阳痿精冷,小便清长等。

（四）仙茅成药

子仲益肾丸

【原料】　淫羊藿、仙茅、肉苁蓉、杜仲、菟丝子、制何首乌、鸡血藤、桂枝、泽泻、乌梅、甘草、蜈蚣等。

【用法】　每日 2 次，每次 6 克，早用淡盐水，晚用料酒送服。也可用温开水送服。

【说明】　本方调和阴阳，补益肝肾，用于治疗阴阳失调，肝肾不足，腰酸背痛，神疲乏力，面色苍白，形寒肢冷。

调经促孕丸

【原料】　鹿茸、仙茅、淫羊藿、续断、桑寄生、菟丝子、枸杞子、覆盆子、山药、莲子、茯苓、黄芪、白芍、酸枣仁、钩藤、丹参、赤芍、鸡血藤等。

【用法】　每日 2 次，每次 1 袋。

【说明】　据《中华人民共和国药典》所载，本方肾健脾，活血调经，用于治疗脾肾阳虚，瘀血阻滞，月经不调，闭经，痛经，不孕，月经错后，经水量少，有血块，行经小腹冷痛，经水日久不行，久不受孕，腰膝冷痛。

仙茸壮阳片

【原料】　鹿茸、仙茅、淫羊藿、巴戟天、肉苁蓉、枸杞子、刺五加浸膏、何首乌等。

【用法】　每日 2 次，每次 3 片。

【说明】　据《卫生部新药转正标准》所载，本方补肾壮阳，用于治疗体虚，阳痿肾寒。

参仙壮肾胶囊

【原料】　红参、鹿茸、仙茅、淫羊藿、黄芪、肉苁蓉、巴戟天、制何首乌、冬虫夏草、枸杞子等。

【用法】　每日 2～3 次，每次 4～5 粒。

【说明】　本方用于治疗肾精不足或兼肾阳不足，腰膝酸软，神疲气怯，肢冷，遗精，眩晕。

二十一、狗　脊

(一)金毛狗脊的传说

清朝道光年间,泽阳城里有个富户叫张绅,本来就财大气粗,加上儿子张达在吏部当差,更是狂得没边儿。

张绅喜欢养狗,专门从塞北大漠购得一条烈性狼狗。此狗浑身金毛,壮如牛犊,经常撕咬从张府门前路过的行人,连城里的举人丁老爷被它咬了,也无可奈何。张绅认为金毛狗给自己长了威风,对它宠爱有加。

一天,张绅接到儿子托人捎来的一封信,还带回了些京城里的土特产。张达在信中告诉父亲,最近皇上带人微服私访,极有可能去泽阳一带,所以请父亲要多加留意,并在信中告诉了皇上的长相。

几天后,客栈掌柜去请张绅,说京城来的一位黄老板,请张老爷到客栈一叙。张绅急忙前去。寒暄之后,黄老板屏退左右,只留下一个"李管家"侍立跟前。黄老板指了指李管家对张绅说,有事情可以直接和他的随从联系。张绅心里明白,这哪是什么李管家,他儿子信里都说了,宫内太监总管李世元随驾侍奉。

第二天,张绅来给黄老板请安,李管家说黄老板的风湿腰痛老毛病又犯了。张绅一听不敢怠慢,连忙派人去请神医"赛扁鹊"。张绅问:"黄老板这病……您觉得有几成把握?"

"赛扁鹊"说:"他这风湿病已是多年顽症,除根儿不易。只有一味奇药才能治愈,只是这味药在泽阳城药店里根本找不到。"

张绅一听忙问是啥药。

"赛扁鹊"拿起毛笔,写下"金毛狗脊"四个大字。他叹息道,《神农本草经》云:狗脊用于治疗风湿,尤以金毛者为最佳,可惜……,他拉长声调说:狗脊易找,但是金毛狗脊就是凤毛麟角了。

张绅听到这里,心想:老天爷开眼了,我家里养的不就是金毛狗嘛!这可是孝敬皇上的好机会呀!随即说道:"黄老板和老朽有缘,只要是神医要用的药,老朽就是倾家荡产也要搞到。"

张绅回到家里,忍痛让人勒死了金毛狼狗,嘴里念叨着:"狗儿啊,委屈你了,取你的性命讨好了皇上,你这辈子也算值了。"随后命人扒皮去肉,挑出狗的脊骨,直奔客栈。去了之后,掌柜告诉他说,京城的客人突然离开了。张绅看看手里的狗脊、狗皮,决定亲自到京城去献给皇上。

赶到京城,张绅直奔儿子的府邸。见到儿子后,张绅如此这般一说,儿子知道老爷子上当了,自己压根儿就没往家里写过信!张达看到老爷子拿了根狗的脊梁骨,哈哈大笑起来。他略通医术,告诉老爷子:"神医说的狗脊,根本就不是狗的脊梁骨,是一味草药,根茎外部有金黄色的茸毛,因为像狗的背脊,才叫金毛狗脊的呀!"张绅一听,想起那八面威风的爱犬,忽然觉得胸膛发闷,一下子背过气去了。

(二)补肝肾强腰脊选用狗脊

狗脊为蚌壳蕨科植物金毛狗脊的干燥根茎。

【性味归经】 味苦、甘,性温;归肝、肾经。

【功能主治】 补肝肾,强腰脊,祛风湿。适用于腰膝酸软,下肢无力,风湿痹痛,遗精带浊。

【补益妙用】

（1）狗脊补肝肾而强筋骨的功效，与杜仲相近似，用于肝肾不足、腰膝酸痛、足软无力。狗脊、远志、茯神、当归各等份，加工成粉末，用炼蜜和丸，用酒送服，固精强骨。

（2）狗脊能温散风湿而利痹，对肝肾不足而又感风湿之邪的腰背酸痛，常与桂枝、秦艽、海风藤、牛膝等配伍应用。金毛狗脊、马鞭草、杜仲、续断、威灵仙、牛膝等浸酒服，治疗风湿骨痛，腰膝无力。

（3）用于遗精带浊。白蔹丸用白蔹、鹿茸、金毛狗脊研粉，用艾煎醋汁，打糯米糊做丸，用温酒送服，治疗室女冲任虚寒，带下纯白。金毛狗脊配合木瓜、五加皮、杜仲等煎服，治疗腰痛及小便过多。

【历代医论】

《神农本草经》：主腰背强，机关缓急，周痹寒湿，膝痛。颇利老人。

《名医别录》：疗失溺不节，男子脚弱腰痛，风邪淋露，少气目眩，坚脊，利俯仰，女子伤中，关节重。

《药性论》：治男子女人毒风软脚，邪气湿痹，肾气虚弱，补益男子，纹筋骨。

《本草纲目》：强肝肾，健骨，治风虚。

《玉楸药解》：泄湿去寒，起痿止痛，泄肾肝湿气，通关利窍，强筋壮骨，治腰痛膝疼，足肿腿弱，遗精带浊。

《纲目拾遗》：止诸疮血出，治顽痹，黑色者杀虫更效。

《本草再新》：坚肾养血，补气。

《本草求真》：狗脊，何书既言补血滋水，又曰去湿除风，能使脚弱、腰痛、失溺、周痹俱治，是明因其味苦，苦则能以燥湿；又因其味甘，甘则能以益血；又因其气温，温则能以补肾养气。盖湿除而气自周，气周而溺不失，血补而筋自强，筋强而风不作，是补而能走之药也。故凡一切骨节诸疾,有此药味燥入,则关节自强,而俯仰亦利,非若巴戟性兼辛散,能于风湿则直除耳。

《南宁市药物志》:治跌打腰痛。

【现代研究】

主要成分:狗脊含蕨素、金粉蕨素等,并含鞣质类物质。

(三)狗脊药膳与方剂

狗脊,又叫金狗脊。秋、冬二季采挖,除去泥沙,或去硬根、叶柄及金黄色绒毛,切厚片,干燥后入药。狗脊蒸后晒至六七成干,切厚片干燥,为熟狗脊。

狗脊补肝肾而强筋骨,治腰脊酸痛,与杜仲相近似;它兼能祛风湿,治寒湿痹痛,又与巴戟天相近似。但杜仲补益肝肾的作用较佳,兼能安胎;巴戟天则柔润而不燥,温散风湿的作用较差。

【用法用量】 狗脊多用于煎剂、浸酒、做散、熬膏,成药入丸剂、胶囊等,居家可用作药膳的原料。一次量为6～12克。

【注意事项】

(1)阴虚有热,小便不利者慎服。

(2)置通风干燥处,防潮。

1. 狗脊药酒

地 仙 酒

【原料】 狗脊、天南星、白附子、覆盆子、菟丝子、赤小豆、骨碎补、何首乌、防风、萆薢、羌活各30克,肉苁蓉、炮附子、牛膝、川椒各35克,白术、茯苓、炙川乌、炙甘草各10克,地龙、木鳖子各50克,人参、黄芪各20克,白酒3 000毫升。

【做法】 上药加工成粉末,用纱布包裹;放入酒中浸泡60余天,过滤,去渣备用。

【用法】　每次 5～10 毫升,每日 1 次(晚间饮用较住)。木鳖子有毒,饮用时宜从小剂量开始。

【说明】　本酒配方出自《寿亲养老新书》,功能为益气健脾,补肾温阳,壮筋骨,活经络。用于调治五劳七伤,肾气衰败,精神耗散,行步艰难,饮食无味,耳聋眼花,皮肤枯燥;妇人宫冷无子,下部秽恶,肠风痔漏,吐血泻血,诸风诸气。

2. 狗脊药膳

巴戟天金狗脊禾花雀汤

【原料】　干花雀 250 克,巴戟天 40 克,狗脊、枣干各 20 克,食盐 30 克。

【做法】　干花雀剖洗干净,去毛,去内脏;巴戟天、金狗脊分别水洗干净;枣干去核;加适量水,用猛火煲沸,入以上材料,中火煲3 小时,入食盐调味即可。

【用法】　佐餐食用。

【说明】　本膳有强筋骨,补腰肾的作用,适宜于调治神经衰弱,记忆减退,失眠,智力迟钝。

3. 狗脊丸子

五兽三匮九

【原料】　鹿茸、附子、木瓜各 30 克,血竭、怀牛膝、狗脊各 60 克,牛胫骨 120 克。

【做法】　先将附子挖去中心,填满朱砂,再将木瓜挖去中心,将附子置于内,用附子末盖口;附子放砂锅中,隔水蒸至极烂;鹿茸等分别加工成粉末,过筛取粉。将药粉与蒸熟的附子捣拌匀,和为丸备用。

【用法】 每日 2 次,每次 6 克,用木瓜浸酒送下。

【说明】 《医方类聚》卷 98 引《澹寮方》载录本方,功能为补肝肾,强筋骨,用于治疗痹证肾亏,腰膝酸软,手足关节疼痛。血竭又名麒麟竭,麒麟加鹿、虎(原方中有虎胫骨)、牛、狗共五种动物,所以本方取名为五兽。

白垩丸

【原料】 炙鹿茸 30 克,煅白垩、煅禹余粮、炙鳖甲、炙海螵蛸、当归、鹊巢灰、炮姜、煅紫石英、炮附子、狗脊、川芎、艾叶炭各 15 克。

【做法】 鹿茸加工成粉末,过筛取粉;余药加工成为细末,过筛取粉。将鹿茸粉及其他药粉同放一处,用醋煮米糊和药末为丸备用。

【用法】 每日 2 次,分别于空腹时用温酒或米醋送下。

【说明】 本方出自《济生方》,用于治疗妇人白带,久而不止,面色黑暗,绕脐疼痛,腰膝冷痛,日渐虚困。

白 蔹 丸

【原料】 鹿茸 100 克,白蔹、金毛狗脊各 50 克。

【做法】 上药加工成细粉,过筛取粉,用艾煎醋汁,打糯米糊为丸,如梧桐子大备用。

【用法】 每服 50 丸,于空腹时温酒送下。

【说明】 本方出自《普济方》,用于治疗室女冲任虚寒,带下纯白。

狗 脊 丸

【原料】 狗脊、草薢各 100 克,菟丝子 50 克。

【做法】 上药加工成细粉,过筛取粉,用炼蜜和丸,如梧桐子大备用。

【用法】 于空腹及晚食前服 30 丸,以新鲜草薢浸酒 14 日,取此酒下药。

【说明】 本方出自《圣惠方》,用于治腰痛,利脚膝。

四 宝 丹

【原料】 金毛狗脊、草薢、苏木、川乌头各等份。

【做法】 上药加工成细粉,过筛取粉,米醋糊为丸,如梧桐子大备用。

【用法】 每服 20 丸,温酒或淡盐开水送下。病在上,食后服;病在下,空腹服。

【说明】 本方出自《普济方》,用于治疗男女一切风疾。

(四)狗脊成药

木 瓜 丸

【原料】 狗脊、人参、木瓜、怀牛膝、当归、川芎、白芷、威灵仙、海风藤、川乌、草乌、鸡血藤等。

【用法】 每日 2 次,每次 30 丸。

【说明】 据《中华人民共和国药典》所载,本方祛风散寒,除湿通络,用于治疗风寒湿闭阻,痹病,关节疼痛,肿胀,屈伸不利,局部畏恶风寒,肢体麻木,腰膝酸软。

壮腰健肾丸

【原料】 狗脊、金樱子、鸡血藤、桑寄生、黑老虎、菟丝子、千斤拔、牛大力、女贞子等。

【用法】 每日2～3次,每次3.5克。

【说明】 据《中药成方制剂》所载,本方壮腰健肾,养血,祛风湿。用于治疗肾亏腰痛,膝软无力,小便频数,遗精梦泄,风湿骨痛,神经衰弱,但以治疗肾亏外伤风湿腰痛为主。

蛤蚧大补丸

【原料】 蛤蚧、狗脊、党参、黄芪、枸杞子、巴戟天、杜仲、续断、茯苓、山药、甘草、熟地黄、女贞子、当归、黄精、骨碎补、木瓜。

【用法】 每日2次,每次3～5丸。

【说明】 据《中药成方制剂》所载,本方益气助阳,滋明补血,强壮筋骨,祛风除湿,用于治疗者年体弱,中年早衰之少气乏力,声微息短,阳痿遗精早泄,夜尿频数,腰膝酸软,或喘咳气短。

补肾强身片

【原料】 制狗脊、菟丝子、淫羊藿、金樱子、女贞子。

【用法】 每日2～3次,每次5片。

【说明】 据《上海市药品标准》所载,本方补肾强身,收敛固涩,用于治疗腰酸足软,头晕眼花,耳鸣心悸,阳痿遗精。

腰 痛 片

【原料】 杜仲叶、狗脊、补骨脂、续断、当归、白术、牛膝、肉桂、乳香、赤芍、泽泻、土鳖虫等。

【用法】 每日3次,每次6片,淡盐开水送服。

【说明】 据《中药成方制剂》所载,本方强腰补肾,活血止痛,用于治疗肾虚腰痛,腰肌劳损。

腰痹通胶囊

【原料】 三七、狗脊、川芎、延胡索、白芍、牛膝、熟大黄、独活等。

【用法】 每日3次,每次3粒,食后服用,30天为1个疗程。

【说明】 据《中华人民共和国药典》所载,本方活血化瘀,祛风除湿,行气止痛,用于治疗血瘀气滞,脉络闭阻所致腰痛,腰腿疼痛,痛有定处,痛处拒按,轻者俯仰不便,重者剧痛不能转侧。

二十二、锁　阳

(一)锁阳的传说

相传,唐代名将薛仁贵奉命西征,打到苦峪城后,中了埋伏,被哈密国元帅苏宝同围困在城中。唐军虽然多次冲击,仍然不能突围,只能固守。日子一天天过去,眼看城中粮草快要断绝,薛仁贵号召将士节衣缩食,并亲自带人挖草根树皮充饥,以待援兵。

一天,一名士兵从沙土里挖到了一种和红萝卜相似的野菜,饿得心发慌的士兵不问可否食用,马上塞到嘴里咬起来。吃起来有点甜,马上挖了一些送给薛仁贵。当地人说这是锁阳,是一种上好的补药,味美甘甜,能治多种疾病。薛仁贵大喜,连呼:"救命菜,救命菜!天赐神粮也!"命令士兵多挖多采,挖来充饥。遍地的锁阳让将士们一直坚持到救兵到来,渡过了难关。

此后,人们为了纪念这一重大事件,把苦峪城改为锁阳城,作为永久的纪念。

(二)益精润燥选用锁阳

锁阳是锁阳科寄生草本植物锁阳的肉质茎。

【性味归经】　味甘,性温;归肝、肾经。

【功能主治】　补肾壮阳益精,润燥滑肠。适用于阳痿,强腰膝,尿血,血枯便秘,腰膝痿弱,女子不孕。

【补益妙用】

(1)锁阳甘温体润,能益精兴阳,养筋起痿,治疗肾虚阳痿,腰膝无力。锁阳丹用锁阳、桑螵蛸、龙骨、茯苓,治疗脱精滑泄。锁阳25克,党参、山药各20克,覆盆子15克,水煎服,治疗阳痿、早泄。

(2)锁阳体润滑肠,有润燥通便之功,可治疗虚火便秘。锁阳加水煎浓汁,熬膏,炼蜜收贮,于早、中、晚食前,用热酒化服,用于阳弱精虚,阴衰血竭,大肠燥涸,便秘不运。锁阳、肉苁蓉各500克,蜂蜜250克,熬膏,每次1~2匙,每日2次,开水冲服,用于治疗肾阳不足,筋骨痿软,肠燥便秘。也可用锁阳、桑葚各15克,煎汁浓缩,加蜂蜜30克,分2次服,治疗老年人便秘。

(3)用于女子不孕等杂病。锁阳25克,沙枣树皮15克,水煎服,治疗白带;锁阳配合木通、车前子、甘草、五味子、大枣,水煎服,治疗二度子宫下垂。锁阳配合忍冬藤、白茅根水煎服,治疗泌尿系感染、尿血。

(4)用于消化不良。锁阳25克,水煎服,治疗消化不良。锁阳、珠芽蓼各15克,水煎服,治疗胃溃疡。

(5)用于心脏保健。锁阳用猪油煎炸后,冲茶服用;或用锁阳、枸杞子,水煎服,治疗心脏病,小便不利。

【历代医论】

《本草衍义补遗》:补阴气。治虚而大便燥结用。

《本草纲目》:润燥养筋。治痿弱。

《本草原始》:补阴血虚火,兴阳固精,强阴益髓。

《内蒙古中草药》:治阳痿遗精,腰腿酸软,神经衰弱,老年便秘。

《本草从新》:益精兴阳,润燥养筋,治痿弱,滑大肠。

《本草图解》:补阴益精,润燥养筋,凡大便燥结,腰膝软弱,珍为要药。

《中药志》:补肾,滑肠,强腰膝。用于治疗男子阳痿,女子不孕,血枯便秘,腰膝痿弱。

【现代研究】

(1)主要成分:锁阳含有三萜皂苷、花色苷、鞣质等。

(2)药理作用:锁阳水煎剂可提高阳虚小鼠血液中糖皮质激素的浓度,且恢复至正常水平。

锁阳醇提取物口服,有促肾上腺分泌功能及肾上腺皮质样作用,亦有促性成熟作用。锁阳醇提取物给阳虚小鼠灌胃,可以恢复吞噬鸡红细胞的能力,提高阳虚小鼠的脾脏淋巴细胞转化功能;锁阳醇提取物给正常雄性小鼠灌胃,可增加小鼠脾脏溶血空斑形成细胞数。

锁阳水提取液对阳虚及正常小鼠的细胞免疫功能无明显的影响,但对体液免疫有明显的促进作用。锁阳还有通便作用。

(三)锁阳药膳与方剂

锁阳,又称为不老药、锈铁棒。春季采挖,除去花序,切段,晒干,切成薄片用。

【用法用量】 锁阳多用于煎剂、浸酒、做散、熬膏,成药入丸剂、片剂、胶囊等,居家可用作粥饭、药膳的原料。一次量为 7.5～15 克。

【注意事项】

(1)阴虚火旺,脾虚泄泻及实热便秘者禁服锁阳。长期食用锁阳,亦可致便秘。泄泻及阳易举而精不固者忌锁阳。大便滑,精不固,火盛便秘,阳道易举,心虚气胀,皆禁用锁阳。

(2)置通风干燥处贮藏。

1. 锁阳药酒

三 仙 酒

【原料】 锁阳 30 克,桑葚、蜂蜜各 60 克,白酒 1 000 毫升。

【做法】 将桑葚捣烂,锁阳捣碎,两药一起倒入干净的器皿中,倒入白酒浸泡,密封,3～7 日后开封,过滤去渣;将蜂蜜炼过,倒入药酒中,拌匀,贮入瓶中,即可饮用。

【用法】 每日 2 次,每次 10～20 毫升。

【说明】 本酒补肾养肝,益精血,润燥,用于调治腰酸,眩晕,体倦,大便秘结。老人肝肾阴虚,津液亏损,肠燥便秘者可常服,有延年益寿之功。

2. 锁阳药膳

锁阳胡桃粥

【原料】 锁阳、胡桃仁各 15 克,粳米 100 克。

【做法】 锁阳煎水取汁,胡桃仁捣烂,与粳米一同煮粥食。

【用法】 每日 1 次,食粥。

【说明】 本方有补肾阳,润肠通便的作用,用于调治肾虚阳痿,腰膝酸软,或肠燥便秘。

强 身 汤

【原料】 净鸡肉 1 只,锁阳、枸杞子各 10 克,甘草 5 克,食盐、葱、姜适量。

【做法】 水煎取汁,或用汤包、料袋直接投入锅中,加鸡肉等共煮,待熟时加食盐、葱花、姜末调味煮沸即可食用。

【用法】 每日 1 剂,供 2～3 人。

【说明】 本膳有温阳益精的作用,用于调治下元不足引起的遗精,阳痿及精少,精稀。

羊肾巴戟锁阳汤

【原料】 羊肾 6 只,锁阳、淫羊藿各 15 克,巴戟天 30 克,生姜 6 克,食盐、料酒适量。

【做法】 将羊肾洗净,去筋膜、臊腺;巴戟天、新鲜锁阳、淫羊藿、生姜洗净后与羊肾一同放入砂锅,加适量清水,用大火煮沸后转用小火炖 2 小时,加食盐和料酒调味即成。

【说明】 本膳有温补肾阳的作用,用于调治肾阳亏虚型阳痿。

3. 锁阳煎汤

温阳散风汤

【原料】 锁阳、淫羊藿、白蒺藜、川芎、白芷、乌梅、蛇床子各 10 克,细辛 3 克,荜茇 5 克,枸杞子、桑葚、白芍各 12 克。

【做法】 每日 1 剂,加水煎 2 次,合并煎汁服用。

【用法】 分 3 次温服。

【说明】 本方系谭敬书经验方,功能温补肺肾,祛风散寒,用于治疗肺肾虚寒。

4. 锁阳膏方

锁阳苁蓉膏

【原料】 锁阳、肉苁蓉各等量,炼蜜适量。

【做法】 上 2 药加水煎取浓汁,加等量炼蜜,混匀,一同煎沸,收膏备用。

【用法】　每日3次,每次1～2匙。

【说明】　本方出自《本草求真》,功能为补肾阳,益精血,润肠通便,用于治疗肾阳虚,精血不足,阳痿腰酸,或肠燥便秘。

5. 锁阳丸子

回阳固精丸

【原料】　锁阳、人参、黄芪、肉桂、巴戟天各60克,山药、补骨脂、小茴香各120克,菟丝子240克,川芎、杜仲各30克,附子1枚。

【做法】　上药加工成细粉,过筛取粉,用炼蜜和丸,如梧桐子大备用。

【用法】　每服9克,以温开水送下。

【说明】　本方出自《仙拈集》,用于治疗心肾不交,阳痿不举。

辰砂既济丸

【原料】　锁阳、人参、当归、黄芪、山药、牡蛎、枸杞子、熟地黄各120克,知母、龟甲各60克,牛膝45克,补骨脂36克,黄柏18克,白术240克。

【做法】　上药除白术外加工成粉末;将白术加水8碗,煎至一半,取汁再水煎,滤净,合煎至二碗成膏,以膏和药粉为丸,如梧桐子大备用。

【用法】　每日3次,每服30丸。

【说明】　本方出自《扶寿精方》,功能为大补元气,涩精固阳,用于治疗元阳虚惫,精气不固,夜梦遗精。

锁阳固精丸

【原料】　锁阳、韭菜子、芡实、莲子、煅牡蛎、煅龙骨、鹿角霜、牛膝、菟丝子各 20 克,肉苁蓉、补骨脂、杜仲、八角茴香、莲须各 25 克,巴戟天 30 克,熟地黄、山药各 56 克,山茱萸 17 克,牡丹皮、茯苓、泽泻各 11 克,知母、黄柏 4 克。

【做法】 上药共研为细粉,过筛,混匀。每 100 克粉末用炼蜜 30～40 克加适量的水泛丸,干燥,用玉米朊包衣,晾干,制成水蜜丸;或加炼蜜 110～130 克制成大蜜丸备用。

【用法】 每日 2 次,水蜜丸每次 6 克,大蜜丸每次 1 丸(水蜜丸每 100 丸重 10 克,大蜜丸每丸重 9 克)。

【说明】 本方出自《仙拈集》,有温肾固精的作用,用于治疗肾虚滑精,腰膝酸软,眩晕耳鸣,四肢无力。

(四)锁阳成药

肾康宁片

【原料】 锁阳、黄芪、淡附片、益母草、丹参、茯苓、泽泻、山药等。

【用法】 每日 3 次,每次 5 片。

【说明】 据《中药成方制剂》所载,本方补脾温肾,渗湿活血,用于治疗脾肾阳虚,血瘀湿阻,水肿,乏力,腰膝冷痛;慢性肾炎见上述证候者宜于采用。

锁阳补肾胶囊

【原料】 锁阳、仙茅、巴戟天、当归、蛇床子、肉苁蓉、韭菜子、五味子、红参、牛鞭、狗肾、鹿茸、黑顺片、肉桂、小茴香、阳起石等。

【用法】 每日 2～3 次,每次 3～5 粒。

【说明】 据《中药成方制剂》所载,本方补肾壮阳,填精固真,用于治疗肾阳虚或肾阴虚,阳痿,遗精,早泄。

二十三、潼 蒺 藜

（一）潼蒺藜的传说

　　相传，唐玄宗李隆基在位时生了一位女儿，封为永乐公主。这个公主，身子长得又瘦又小，面黄发焦，动不动就生病。李隆基贵为天子，对女儿的病却毫无办法，请了多少名医，吃了多少贵重药，仍无济于事。

　　不久，发生了安史之乱，李隆基带上杨贵妃仓皇出逃。永乐公主在乱军中与皇家失散，被贴身奶娘带到陕西沙苑一带。当时沙苑住着一位游乡道士，名叫东方真人，虽年过七十，却生得鹤发童颜，精神矍铄。东方真人收留了公主娘俩，一边给公主针灸治疗，一边配制蒺藜丹让她服用。为了使公主早日康复，东方真人采药，让女儿代她熬药，待公主亲如一家。永乐公主病情好转后，也和大伙到沙丘上去采集"蒺藜"，从杂草中辨认，采摘，推晒，拣净，交给老人入药。

　　日子过得飞快，不觉三年过去了。公主干黄的双手变得红粉粉、胖乎乎的，焦枯的头发犹如墨染了一般，原来黑涩的刀条脸也变得又圆又胖，衬上一对水汪汪的大眼睛，漂亮极了，简直像换了个人。后来，官军收复了长安，公主回京，带走了东方真人送给她的潼蒺藜。肃宗试用了半个月后，神清气爽，耳聪目明，精神倍增，不禁对此药大加赞赏。从此，这种沙滩上的野草变成了一味皇上赏识的名药。

（二）固精缩尿选用潼蒺藜

潼蒺藜为豆科植物扁茎黄芪的干燥成熟种子。

【性味归经】 味甘,性温;归肝、肾经。

【功能主治】 温补肝肾,固精,缩尿,明目。适用于肾虚腰痛,遗精早泄,白浊带下,小便余沥,眩晕目昏。

【补益妙用】

(1)用于肾虚阳痿,遗精早泄,小便频数,耳鸣,肾虚腰痛及带下。潼蒺藜功效与菟丝子相近,用于治疗病症亦属相似,二药多同用。与龙骨、牡蛎、芡实、莲须等药配伍,多用于固肾涩精。潼蒺藜加水煎服,治疗肾虚腰痛。

(2)用于肝肾不足,眼目昏花。潼蒺藜用于肝肾不足,眼目昏花,可与菟丝子、枸杞子、女贞子等配伍。潼蒺藜、茺蔚子、青葙子共研成粉末,开水冲服,治疗目昏不明。

(3)大荔县沙苑地区所产的蒺藜子是我国著名的药物土产之一。据唐代《元和志》记载:潼蒺藜子在唐朝时已成为贡品。宋朝以后的历代本草都有收载。《大荔县志》中记述:"药品中荔邑称善者,蒺藜固著名天下。""味甘、性温,能补益肝肾,固精明目,用于治疗肝肾虚、头晕、目涩、腰膝酸痛、遗精、早泄、遗尿等症。"此物为药为茶,明目补肾,久服者自知。

【历代医论】

《本草衍义》:补肾。

《本草纲目》:补肾,治腰痛泄精,虚损劳乏。

《大明本草》:疗水脏冷,小便多,止遗沥泄精。

《本草述钩元》:刺蒺藜入肺与肝,潼蒺藜入肺与肾;刺蒺藜为风脏血剂,其治上者多,潼蒺藜为肾脏气剂,其补下者专。

《本草从新》:补肾,强阴,益精,明目。治带下,痔漏,阴溃。性能固精。

《医林纂要》：坚肾水,泻邪湿,去癥瘕痔瘘。

《会约医镜》：止遗沥,尿血,缩小便。

《本草求原》：治肺痿,肾冷,尿多,遗溺,明目,长肌肉。亦治肝肾风毒攻注。

(三)潼蒺藜药膳与方剂

潼蒺藜,又称为沙苑子、沙蒺藜、潼沙苑。秋末冬初果实成熟尚未开裂时采割植株,晒干,打下种子,除去杂质,晒干用。

【用法用量】 潼蒺藜在中医传统的丸、散、膏、丹里用得较为普遍,现代多用于煎剂、浸酒、做散、熬膏,成药入丸剂、片剂、冲剂、胶囊等,居家可用作茶饮、粥饭、药膳的原料。一次量为9~15克。

【注意事项】

(1)相火炽盛,阳强易举者忌服。

(2)置通风干燥处。

1. 潼蒺藜茶饮

潼蒺藜茶

【原料】 潼蒺藜10克。

【做法】 将潼蒺藜洗净并捣碎,冲入适量沸水闷泡数分钟即可。

【用法】 每日1料,作茶饮用。

【说明】 本茶有补肾强腰的作用,用于调治骨质疏松症。

2. 潼蒺藜药酒

五味沙苑酒

【原料】 枸杞子、菊花各 60 克,山茱萸、潼蒺藜、生地黄各 30 克,白酒 1 500 毫升。

【做法】 将上述药材研碎,装入纱布袋内,放入干净的器皿中,倒入白酒浸泡,密封,7 日后开启,去掉药袋,澄清后即可饮用。

【用法】 每次 10～20 毫升,每日 2 次,将酒温热空腹服用。

【说明】 本方补肝肾,明目,用于调治腰膝酸软,头晕眼花,目暗不明。不耐酒力者,可用米酒或料酒配制。

羊 肾 酒

【原料】 生羊腰 1 对,潼蒺藜、仙茅、淫羊藿、薏苡仁、龙眼肉各 120 克,白酒 10 升。

【做法】 上药以白酒密封浸 7 日后饮用。

【用法】 每日 1 次,每次 30 毫升。

【说明】 本酒有种子延龄,乌须黑发,强筋骨,壮气血,填精补髓的作用,用于调治腿足无力,寸步难行,不孕不育。

3. 潼蒺藜药膳

潼蒺藜粥

【原料】 潼蒺藜 10～20 克,粳米 100 克。

【做法】 将粳米洗净,放锅中,加水;再将潼蒺藜洗净,装纱布袋内,扎紧袋口,把药包放砂锅中,共煮至米熟烂,弃药包后食用。

【用法】 作点心或早餐食用。

【说明】 本方用于肝肾虚所致之腰膝酸软,遗精早泄,尿频尿。

潼蒺藜豆腐

【原料】 潼蒺藜、女贞子各 10 克,猪瘦肉 50 克,豆腐 100 克,胡萝卜、香菇、食盐、葱、料酒、酱油、淀粉、胡椒粉各适量。

【做法】 将潼蒺藜用布包住击碎,和女贞子共煎取药汁半碗;猪肉洗净后剁碎,先在锅内炒一遍,并放酱油调味盛碗备用;胡萝卜切丝;香菇泡软切丝。锅内放油,用中火熬热,将豆腐下锅,并将其全部压烂,改用大火将猪肉、胡萝卜、香菇等一同加入。同时兑入煎好的药汁,再加食盐、酱油、料酒等调味,用淀粉勾芡,加葱花、胡椒粉即成。

【用法】 每日 1 剂,5 天为 1 个疗程。

【说明】 本膳滋补肝肾,固精填髓,可辅助治疗因肝肾不足导致的视力减退,症见目昏眼花,视力减退,精神倦怠,肢软乏力,失眠多梦,男子遗精或女子带下,舌淡脉细。

沙苑猪肝汤

【原料】 猪肝 300 克,潼蒺藜 30 克,枸杞子 10 克,白菜、鸡蛋、猪油(炼制)各 50 克,淀粉、料酒、姜、大葱、食盐、胡椒粉各适量。

【做法】 猪肝洗净,片去筋膜,切成薄片;生姜洗净,切成薄片;葱洗净,切成葱花;枸杞子用温水洗净;潼蒺藜、白菜取叶洗净待用;鸡蛋去黄留清,与豆粉调成蛋清豆粉;潼蒺藜用清水熬两次,一次 15 分钟,共收液 100 毫升;猪肝用食盐、蛋清豆粉浆好。锅置火上放入猪油,注入肉汤 1 000 毫升,下药液、姜片、料酒、食盐、胡椒粉,待汤开时下入肝片,煮至微沸时用筷子轻轻将猪肝拨开,放入枸杞子、白菜煮 2 分钟,加葱花,起锅装入汤盆即成。

【用法】 佐餐食用。

【说明】 本膳有补肾固精,养肝明目的作用,用于调治肝肾不足,腰膝酸痛,遗精早泄,遗尿尿频,头昏目暗,耳鸣眩晕,白带过多。

潼蒺藜炖鲤鱼

【原料】 鲤鱼 500 克,潼蒺藜、肉苁蓉、生姜各 25 克,巴戟天 15 克,枸杞子 10 克,食盐适量。

【做法】 将雄鲤鱼剖肚去脏,注意保留鲤鱼鱀(即雄性精子,为囊形白色浆状物),洗净后,加入以上中药及清水 2 大碗,共炖熟,弃药渣,放食盐稍煮即可。

【用法】 吃肉喝汤。

【说明】 本膳用于因肾虚导致的性欲低下,性冷漠,阳痿早泄,腰酸背痛且于房事后加重,肢软神疲,舌淡,苔薄白脉细弱。

4. 潼蒺藜散剂

四 生 散

【原料】 潼蒺藜、黄芪、羌活、白附子各等份。

【做法】 上药加工成粉末,过筛取粉,装瓶备用。

【用法】 每服 6 克,用薄荷酒调下。

【说明】 本方出自《奇效良方》,用于治疗男子、妇人肝肾风毒上攻,眼赤痒痛不时,羞明多泪,下疰脚膝生疮,及遍身风癣,居常多觉,两耳中痒。

蒺藜苍术散

【原料】 潼蒺藜 60 克,苍术 240 克。

【做法】 潼蒺藜用酒拌炒,苍术淘米水浸泡 1 天后晒干,炒用;二药共研为末。

【用法】 每服 9 克,米汤送服。

【说明】 本方出自《本草汇言》,用于治疗脾胃虚,饮食不消,湿热成臌胀者。

5. 潼蒺藜膏方

聚 精 膏

【原料】 黄鱼鳔胶 500 克,潼蒺藜 240 克,五味子 60 克。

【做法】 先将黄鱼鳔胶切碎,用海蛤粉炒成珠;其余 2 味加水煎 3 次,过滤,合并滤液,加入鱼鳔胶珠,和匀,溶化,加炼蜜 240 克收膏备用。

【用法】 临睡时服 3 匙,淡盐开水送下。

【说明】 本膏益肾固精,用于治疗肾虚封藏不固,梦遗滑精。注意:忌食诸鱼及牛肉。

6. 潼蒺藜丸子

补益蒺藜丸

【原料】 潼蒺藜 4800 克,白术 1520 克,黄芪 1440 克,山药、当归、菟丝子各 960 克,芡实、茯苓、白扁豆、橘皮各 480 克。

【做法】 上药加工成细粉,过筛取粉,用炼蜜和为丸,如梧桐子大备用。

【用法】 每日 2 次,每次 12 克,于空腹时用温开水送下。

【说明】 本方出自《清内廷法制丸散膏丹各药配本》,功能为补养肾水,滋阴明目,用于治疗肾气虚亏,耳鸣眼花,脾胃虚弱,精气不足。视疲劳者宜于服用。

沉香蒺藜丸

【原料】 潼蒺藜、防风各 60 克,葫芦巴、茴香、金铃子、地龙、牡丹皮各 15 克,沉香、荜澄茄、木香各 12 克。

【做法】 上药加工成细粉,过筛取粉,以酒糊为丸,如梧桐子大备用。

【用法】 每服 40～50 丸,淡盐开水、温酒任下。

【说明】 本方出自《普济方》,用于治疗小肠疝。

金锁固精丸

【原料】 炒潼蒺藜、芡实、莲须各 60 克,煅龙骨、煅牡蛎各 30 克。

【做法】 上药加工成细粉,过筛取粉,以莲子糊为丸,如梧桐子大备用。

【用法】 每日 3 次,每次 30 丸,以淡盐开水送下。

【说明】 本方出自《医方集解》,用于治疗精滑不禁。

蒺藜子丸

【原料】 潼蒺藜、枳实各 45 克,白术、人参各 30 克,独活、天冬、肉桂各 12 克。

【做法】 上药加工成细粉,过筛取粉,用炼蜜和丸,如梧桐子大备用。

【用法】 每服 20 丸,于空腹、日午、临卧各 1 次用薄荷酒送下。

【说明】 本方出自《圣济总录》,用于治疗风热相并,头面赤热,皮肤瘙痒,盛则成疮,不欲饮食。

固 精 丸

【原料】 鱼鳔、当归、潼蒺藜各 30 克。

【做法】 上药加工成细粉,过筛取粉,用炼蜜和丸,如梧桐子大备用。

【用法】 每日 3 次,每次 30 丸,于空腹时温开水送下。

【说明】 本方出自《慎斋遗书》,用于治疗遗精白浊。

补肾壮阳丹

【原料】 潼蒺藜 500 克,炒莲须 400 克,山茱萸、续断、覆盆子、枸杞子、金樱子各 200 克,菟丝、芡实、煅龙骨各 50 克。

【做法】 上药加工成细粉,过筛取粉,用炼蜜和丸,如梧桐子大备用。

【用法】 每服 9 克,空腹温开水送下。

【说明】 本方出自《良朋汇集》,功能为填精补髓,固精止遗,善助元阳,滋润皮肤,壮筋骨,理腰膝,用于治疗阳痿。

(四)潼蒺藜成药

安 肾 丸

【原料】 潼蒺藜、川乌、肉桂、茯苓、白术、石斛、桃仁、萆薢、山药、巴戟天、肉苁蓉、补骨脂等。

【用法】 每日 2 次,每次 1 丸。

【说明】 据《中药成方制剂》所载,本方滋补肾水,强壮元阳,用于治疗肾水虚寒,夜梦遗精,目暗耳鸣,四肢无力。

萃 仙 丹

【原料】 潼蒺藜、肉苁蓉、巴戟天、续断、山茱萸、芡实、锁阳、莲须、龙骨、覆盆子、沉香、枸杞子、金樱子、菟丝子等。

【用法】 每日 2 次,每次 1 丸。

【说明】 据《北京市中药成方选集》所载,本方滋补肾水,填精益髓,用于治疗肾寒精冷,气血不足,腰痛腿酸,遗精盗汗。

生 精 片

【原料】 潼蒺藜、鹿茸、枸杞子、人参、冬虫夏草、菟丝子、淫羊藿、黄精、何首乌、桑葚、补骨脂、骨碎补、金樱子、仙茅、覆盆子、杜仲、大血藤、马鞭草、银杏叶等。

【用法】 每日服 3 次,每次 4 粒,每个月 15 盒 1 个疗程。

【说明】 据《中华人民共和国药典》所载,本方适用于肾阳不足所致腰膝酸软,头晕耳鸣,神疲乏力,男子无精、少精、弱精、精液不化。

消 渴 平 片

【原料】 潼蒺藜、人参、黄连、天花粉、天冬、黄芪、丹参、枸杞子、葛根、知母、五倍子、五味子等。

【用法】 每日 3 次,每次 6～8 片,或遵医嘱。

【说明】 据《中药成方制剂》所载,本方益气养阴,清热泻火,用于治疗阴虚燥热,气阴两虚,消渴病,口渴喜饮,多食,多尿,消瘦,气短,乏力,手足心热。

参雄温阳胶囊

【原料】 人参茎叶皂苷、雄蜂蛹、蜂王浆、兔睾丸、潼蒺藜、枸杞子。

【用法】　每日 1～2 次，每次 1～2 粒。

【说明】　据《国家中成药标准汇编》所载，本方补肾壮阳，用于治疗肾阳虚衰，阳痿，早泄，遗精。

益肾灵颗粒

【原料】　潼蒺藜、枸杞子、女贞子、附子、淫羊藿、韭菜子、补骨脂、覆盆子、桑葚、金樱子等 13 味。

【用法】　每日 3 次，每次 1 袋，开水冲服。

【说明】　据《中华人民共和国药典》所载，本方益肝壮阳，用于治疗肾亏阳痿，早泄，遗精，少精，死精。

二十四、蛇 床 子

（一）蛇床子的传说

秦朝时,江南的一个村庄流行着一种怪病。患病的人全身皮肤长出一粒粒大小不一的疙瘩,奇痒难忍,当地许多名医都束手无策。

后来,一位周游四方、行善积德的老和尚闻讯前来。细心诊察之后,老和尚对村人说:百余里外有一个小岛,岛上长着一种叶子如羽毛、花开如雨伞的草药,如用其种子煎水沐浴,即可治好本病。但岛上满是毒蛇,蛇还喜欢躺此药作窝,采集十分艰险。

终于,几名壮汉挺身而出。他们在老药农的指点下,在五月初五这一天,带上雄料酒登上蛇岛,他们向毒蛇身上洒酒,毒蛇惧怕雄料酒,闻酒后渐渐地盘在地上不动了,好似死了一般。壮汉们迅速从一条条蛇身底下挖出许多草药。历尽千辛万苦,背回了两篓草药。村民们用这种草的种子煮水洗擦,用了三五次病就好了。因为这种药最初是从毒蛇身子底下采来的,所以大家便称它为"蛇床",而"蛇床"的种子自然而然地称为"蛇床子"了

蛇床子确实是一味擅长治疗皮肤疥癣湿疮的有效中草药,历代医家视其为治疗皮肤病、瘙痒症的要药,如今广泛用于治疗小儿癣、恶疮、皮肤湿疹、过敏性皮炎、头疮、妇女阴痒、滴虫阴道炎等。现代发现,它尚有类似性激素样作用,能提高机体的免疫力,促进人体骨髓造血功能,保护肾上腺皮质。还被用于治疗男子阳痿、性

功能减退、女子宫寒不孕。

(二)温阳燥湿选用蛇床子

蛇床子为伞形科植物蛇床的干燥成熟果实。

【性味归经】 味辛、苦,性温;归肾经。

【功能主治】 温肾壮阳,燥湿,祛风,杀虫。适用于阳痿,宫冷,寒湿带下,湿痹腰痛。外治外阴湿疹,妇人阴痒,滴虫阴道炎。

【补益妙用】

(1)蛇床子内服有温肾壮阳之功,可治疗肾虚阳痿及女子不孕等症。菟丝子、蛇床子、五味子各等份,研成粉末,蜜丸如梧桐子,每日 3 次,温开水送服 30 丸,治疗阳痿不起。

(2)蛇床子 240 克,山茱萸 180 克,南五味子 120 克,车前子 90 克,香附 60 克,枯白矾、血鹿胶各 15 克,共研成粉末,用山药打糊丸如梧桐子大,每早空腹服 15 克,用温开水送下,治疗寒湿带下。

【历代医论】

《神农本草经》:主治妇人阴中肿痛,男子阴痿、湿痒,除痹气,利关节,癫痫,恶疮。

《名医别录》:温中下气,令妇人子脏热,男子阴强,好颜色,令人有子。

《药性论》:治男子、女人虚,湿痹,毒风,顽痛,去男子腰痛。浴男子阴,去风冷,大益阳事。主治大风身痒,煎汤浴之瘥。疗齿痛及小儿惊痫。

《日华子本草》:治暴冷,暖丈夫阳气,助女人阴气,扑损瘀血,腰胯痛,阴汗湿癣,肢顽痹,赤白带下,缩小便。

《本草经疏》:苦能除湿,温能散寒,辛能润肾,甘能益脾,故能除妇人男子一切虚寒湿所生病。寒湿既除,则病去,性能益阳,故能已疾,而又有补益也。

《本草新编》:功用颇奇,内外俱可施治,而外治尤良。若欲修合丸散,用之于参、芪、归、地、山萸之中,实有利益。

《神农本草经逢原》:不独助男子壮火,且能散妇人郁抑,非妙达《神农本草经》经义,不能得从治之法也。

《本草正义》:温暴刚烈之品,《神农本草经》虽称其苦辛。然用于治疗妇人阴中肿痛,男子阴痿湿痒,则皆主寒湿言之,必也肾阳不振,寒水弥漫,始可以为内服之品。

【现代研究】

(1)主要成分:果实含挥发油 1.3%,主要成分为蒎烯、莰烯、异戊酸龙脑酯、异龙脑。又含甲氧基欧芹酚,蛇床明素,异虎耳草素,佛手柑内酯,二氢山芹醇及其当归酸酯、乙酸酯和异戊酸酯,蛇床定,异丁酰氧基二氢山芹醇乙酸酯。根含蛇床明素、异虎耳草素、别欧芹属素乙、花椒毒酚、欧芹属素乙。

(2)药理作用:抗滴虫作用。有报道对阴道滴虫有效。

性激素样作用。蛇床子乙醇提取物,有雄激素样作用。

(三)蛇床子药膳与方剂

夏、秋二季果实成熟时采收,除去杂质,晒干。

【用法用量】 蛇床子多用于煎剂、浸酒、做散、熬膏,成药入丸剂、片剂、胶囊等。一次量为 3～9 克。

【注意事项】

(1)下焦有湿热,或肾阴不足,相火易动及精关不固者忌服。

(2)置干燥处贮藏。

1. 蛇床子散剂

蛇床子散

【原料】 蛇床子、远志、五味子、防风各 15 克,菟丝子、肉苁蓉、杜仲、熟干地黄各 30 克,巴戟天 1 克。

【做法】 上药加工成粉末,过筛取粉,装瓶备用。

【用法】 每服 6 克,于食前温酒调下。

【说明】 本方出自《圣惠方》,用于治疗虚劳阴痿,四肢乏力。

天 雄 散

【原料】 天雄、蛇床子、远志、菟丝子各 30 克。

【做法】 上药共研为末备用。

【用法】 食前以温酒调下,每服 6 克。

【说明】 本方出自《圣惠方》,用于治疗肾脏虚损,膝脚无力,阳气萎弱。

2. 蛇床子膏方

上丹养老膏

【原料】 五味子 400 克,百部、菟丝子、淡肉苁蓉、杜仲、巴戟天、远志肉、枸杞子、防风、白茯苓、蛇床子、柏子仁、山药各 100 克。

【做法】 上药熬膏备用。

【用法】 每晨用淡盐水调服数克,春月用大枣煮水化服。

【说明】 上丹本是丸药剂型,而王学权《重庆堂随笔》中改作膏剂。之所以改用膏剂,王孟英曾作解释:恐老人脾气不健,运化殊难,改为膏,俾易融洽。其方性平和,有平补之功,主要作用"轻健耐老,明目加餐",即能使眼目明亮,胃纳转佳,健身养老。

3. 蛇床子丸子

补益三人九子丸

【原料】　蛇床子、酸枣仁、柏子仁、薏苡仁、枸杞子、五味子、麻子仁、肉苁蓉各 30 克。

【做法】　上药加工成细粉,过筛取粉,用炼蜜和丸,如梧桐子大备用。

【用法】　每服 30 丸,于空腹及晚饭前,以温酒送下。

【说明】　本方出自《圣惠方》,用于治疗五劳六极七伤。

蛇床子丸

【原料】　蛇床子 12 克,续断、山药、桑寄生、肉苁蓉各 15 克。

【做法】　上药加工成细粉,过筛取粉,用炼蜜和丸,如梧桐子大备用。

【用法】　每服 20 丸,于饭前以温酒送下。

【说明】　本方出自《圣惠方》,用于治疗虚劳阳气衰绝,阴痿,湿痒生疮。

(四)蛇床子成药

妇科金丹

【原料】　当归、蛇床子、白芍、白术、柴胡、阿胶、吴茱萸、臭椿皮、海螵蛸、艾叶、黄芩、益母草、威灵仙、藁本、秦艽、茯苓、砂仁、莲子肉等。

【用法】　每日临睡时服 1 丸。

【说明】 据《中药成方制剂》所载,本方调经养血,舒郁止痛,健脾养胃,用于治疗经血不调,经期不准,行经腹痛,两胁胀满,赤白带下。

法制黑豆

【原料】 何首乌、蛇床子、墨旱莲、远志、山茱萸、巨胜子、生地黄、黑芝麻、川芎、楮实子、茯苓、肉苁蓉、补骨脂、巴戟天、菊花、石菖蒲等。

【用法】 每日 3 次,每服 9～15 克,嚼服。

【说明】 据《北京市中药成方选集》所载,本方补肾益精,强筋壮骨,用于治疗肾精不足,肾阴亏损,头昏目眩,耳鸣耳聋,身体消瘦,腰酸腿痛,筋骨无力。

疏肝益阳胶囊

【原料】 潼蒺藜、蛇床子、柴胡、蜂房、地龙、水蛭、九香虫、紫梢花、远志、肉苁蓉、菟丝子、五味子、巴戟天、蜈蚣、石菖蒲。

【用法】 每日 3 次,每次 4 粒,4 周为 1 个疗程。

【说明】 据《卫生部新药转正标准》所载,本方疏肝解郁,活血补肾,用于治疗肝郁肾虚和肝郁肾虚兼血瘀证所致功能性阳痿和轻度动脉供血不足性阳痿。

二十五、冬虫夏草

(一)冬虫夏草的传说

在很久很久以前,青藏高原雪山下有个名叫夏草的姑娘。阿爸在妹妹刚出生时就离去了,只留下姐妹俩与母亲,3人相依为命。阿妈患有气急病,又多脱发、两眼昏花。夏草带着妹妹每日赶着羊群和牦牛,奔波在草原上,把牛羊放养得又肥又壮。

一天晚上,夏草梦见山神告诉她:你翻过眼前的大雪山,再走上3天,那里会有人帮你阿妈治病。

第二天,夏草安顿好阿妈和妹妹后,带着10天的干粮,牵着马,出发了。翻过了一座座荒无人烟的雪山,最后,干粮耗尽,夏草饿昏在草地上。等她醒来时,见到她身边坐着一位小伙子。小伙子跟她说,你已经睡了1天了。这小伙名叫冬虫,是山下健康国的人,那里的人个个健康,许多人活到120岁,主要是靠山神赐给的一种圣药,当地人称它为长角的虫子。

冬虫领着夏草来到了健康国,这里温暖如春,繁花似锦,是一块雪山环抱的绿色盆地,简直是世外桃源。夏草说明了来意,善良的健康国人热情款待了夏草,并送给她一袋圣药——长角的虫子。

夏草依依不舍地告别了健康国的人们,在冬虫的陪伴下,回到了阿妈的身边。夏草按照冬虫的嘱咐,每日把20根长角的虫子炖羊肉,一天分两次喂阿妈吃,一周后,阿妈的气急病好了;3个月后,长出乌黑的头发来了;一年后,阿妈的眼睛忽然亮了,看见了英俊的冬虫和仙女般的女儿。

（二）滋肺补肾选用冬虫夏草

为肉座菌科植物冬虫夏草菌寄生于蝙蝠蛾科昆虫绿蝙蝠蛾幼虫体上的子座与幼虫尸体。

【性味归经】 味甘，性温；归肺、肾经。

【功能主治】 滋肺补肾，止血化痰。适用于痰饮喘嗽，虚喘，痨嗽，咯血，自汗盗汗，阳痿遗精，腰膝酸痛，病后久虚不复。

【补益妙用】

（1）冬虫夏草补肺，止血化痰，已劳嗽，可治疗痰饮喘嗽，虚喘，痨嗽，咯血，自汗盗汗。《现代实用中药》介绍，用于肺结核，老人衰弱之慢性咳嗽气喘、吐血、盗汗、自汗。

（2）冬虫夏草补肾，以酒浸数枚冬虫夏草食之，能益肾，治疗腰膝酸痛。冬虫夏草 15 克，炖肉或炖鸡食用，治疗贫血、阳痿、遗精。

（3）冬虫夏草甘温补养，能治劳损不足。冬虫夏草与老鸭同煮，病后调养及虚损不足者食之，吃鸭 1 只可抵人参 1 两。冬虫夏草三五枚，老雄鸭 1 只，去肚杂，将鸭头劈开，纳药于中，仍以线扎好，酱油酒如常蒸烂食之，治病后虚损。冬虫夏草 15 克，配老雄鸭蒸熟食用，治疗虚喘。

（4）《文房肆考》载：孔裕堂，桐乡乌镇人，述其弟患怯（虚损病一类），汗大泄，虽盛暑，处密室帐中犹畏风甚，病 3 年，医药不效，症在不起，适有戚自川解组归，遗以夏草冬虫 3 斤，遂日和荤蔬作肴炖食，渐至痊愈。因信此物之保肺气，实腠理，确有证验。嗣后用之俱奏效。

【历代医论】

《本草从新》：保肺益肾，止血化痰，已劳嗽。

《本草纲目拾遗》：保肺气，实腠理。

《药性考》：秘精益气，专补命门。

《重庆堂随笔》：冬虫夏草，具温和平补之性，为虚疟、虚痨、虚胀、虚痛之圣药，功胜九香虫。凡阴虚阳亢而为喘逆痰嗽者，投之悉效，不但调经种子有专能也。

《现代实用中药》：用于肺结核，老人衰弱之慢性咳嗽气喘、吐血、盗汗、自汗；又用于贫血虚弱、阳痿、遗精、老人畏寒、涕多泪出等证。

《云南中草药》：补肺，壮肾阳，治痰饮喘咳。

《青藏高原药物图鉴》：治神经性胃痛、呕吐、反胃、食欲不振、筋骨疼痛等。

《中国药用动物志》：滋补肺肾，止咳化痰，收敛止血，止咳化痰，收敛止积压，镇静。治病后衰弱、虚劳咳血、阳痿遗精、神经衰弱、慢性咳喘。

《中药新用》：治疗晚期恶性肿瘤、慢性肾衰竭，预防习惯性感冒，治疗心律失常，可使蛋白尿转阴。

《中国医学大辞典》：每当夏至一阴生，则苗土而为草；冬至一阳生，则蛰土而为虫。辗转循环，随时变化，得阴阳之气至全……二者同用则化痰益气，止血，治劳嗽、膈证、诸虚、百损、怯汗、大泄、蛊胀……功效同于人参，为治劳嗽膈证诸虚百损之良品。以产于四川旧嘉定府境者为最佳。与雄鸭同食，大宜老人，并能兴阳。

【现代研究】

（1）主要成分：有氨基酸类、环肽类、核苷类、糖和醇类、甾醇类、有机酸类等。

氨基酸类。含有粗蛋白，约占 25.32%。四川产虫草氨基酸种类达 14 种，其含量在 0.005%～0.142%。

环肽类。含有 L-甘-L-脯环二肽、L-亮-L-脯环二肽、L-缬-L-脯环二肽、L-丙-L-亮环二肽、L-丙-L-缬环二肽、L-苏-L-亮环二肽等，其最后一个化合物具有抗癌和免疫促进活性。

核苷类。含有尿嘧啶、腺嘌呤、腺嘌呤核苷、肌苷、鸟嘌呤、胸腺嘧啶、尿苷、腺苷、虫草素（3′脱氧腺苷）等。

糖和醇类。含水分约 10.84％,粗纤维约 18.53％,糖类约 28.90％,D-甘露醇 7％～29％,提纯品中含有分子比率为 1∶1 的半乳糖和 D-半乳糖。虫草多糖的草糖组成为 Man∶gal∶glc＝10.3∶3.6∶1,多糖经甲基化和酸水解表明,是多分支的杂多糖。此外,还含两种糖醇类物质及蕈糖。

甾醇类。含有胆甾醇、胆甾醇棕榈酸酯、胡萝卜苷、菜油甾醇、二氢菜油甾醇、胆甾醇软脂酸、麦角甾醇、麦角甾醇过氧化物、β-甾醇等。

有机酸类。含有脂肪酸 8.4％,油酸、亚油酸、亚麻酸、棕榈酸、硬脂酸、软脂酸等。

其他还含维生素类、无机元素等。

(2)药理作用:有保护肾脏、改善心功能、增强免疫功能和呼吸功能、消化功能、抗衰老、抗肿瘤、抗疲劳及促进造血功能等药理作用。

保护肾脏。冬虫夏草有对抗氨基糖苷类药物引起的肾脏急性毒性损害作用,起到保护肾脏的效果。

改善心功能。虫草及虫草的水提取液在离体兔心和离体豚鼠心脏的灌流实验中,可使心率减慢,心排血量和冠脉流量增加。能增强心肌搏动,增加冠状动脉血流量,降低外周血管阻力。

增强免疫功能。虫草、虫草菌浸剂可明显增加小鼠脾脏的重量,并拮抗泼尼松龙与环磷酰胺引起的脾脏重量减轻,增强非特异性免疫。并能抑制细胞免疫功能。

能改善消化系统功能,促进消化道黏膜损伤的修复,有助于治疗上消化道出血和慢性萎缩性胃炎。虫草菌丝对慢性肝炎,肝炎后肝硬化异常的免疫功能也有良好的调节作用。

增强呼吸系统功能。有扩张支气管、祛痰平喘作用。

抗衰老。冬虫夏草及虫草菌有显著的抗衰老作用。

抗肿瘤。对肿瘤细胞有显著抑制作用,尤其对肺癌的原发灶和自发性肺转移均有显著抑制作用。

抗疲劳。冬虫夏草含有多种氨基酸,为人体有营养的强壮剂,能增强机体的工作能力,消除疲劳,改善睡眠状况,通过脊髓神经选择性地提高糖类的代谢,促进胃肠道蠕动和消化液分泌,从而增进食欲,改善营养不良及蛋白代谢障碍,加强糖代谢和三羧酸循环的代谢。

促进造血功能。具有显著的促生血作用。

同时能提高神经系统功能,有催眠作用,抗惊厥作用,调节机体代谢,调节血糖,降血脂,调节内分泌功能,抗菌消炎。

(三)冬虫夏草药膳与方剂

冬虫夏草,又叫夏草冬虫、虫草、冬虫草。挑选虫体丰满肥大,无虫蛀发霉,质脆,断面内心充实,略平坦,白色略发黄,周边显深黄色者为优。

【用法用量】 冬虫夏草多用于煎剂、浸酒、做散、熬膏,成药入丸剂、冲剂、口服液等,居家可用作茶饮、甜点、药膳的原料。一次量为3~9克。

【注意事项】

(1)感冒时不宜服用。《四川中药志》载:有表邪者慎用。

(2)置阴凉干燥处,防蛀。

1. 冬虫夏草茶饮

虫草润咽茶

【原料】 冬虫夏草3克,甘草5克,玉竹、麦冬各10克,北沙参 15 克。

【做法】 冬虫夏草用清水洗净,与其他药物一并放砂锅中,加水浸 1 小时后,煎取汁,连煎 2 次,合并 2 次煎汁饮用。

【用法】 每日 1 剂,分次代茶饮用。

【说明】 本方以冬虫夏草配合玉竹、麦冬等能治疗慢性喉炎,用于调治咽喉干燥,多言则气短,失声。

2. 冬虫夏草药酒

人参虫草酒

【原料】 冬虫夏草、红参各 6 克,灵芝 30 克,白酒 1000 毫升,冰糖 100 克。

【做法】 冬虫夏草洗净,烘干,合红参、灵芝、冰糖等一并放瓷瓶中,加白酒,密封浸半个月,滤取酒即成。

【用法】 每日 2 次,每次 25 毫升。

【说明】 本酒有益肺气,补心血,壮肾气的作用,用于调治脏器功能衰退,肺气虚损,心肾不足,久咳喘逆,声音嘶哑,气短乏力,健忘,心悸失眠。

虫草状元酒

【原料】 冬虫夏草、人参、黄芪、党参、制何首乌、熟地黄适量,白酒 1000 毫升。

【做法】 将上述 6 味与白酒一起放入容器内,加盖密封,浸泡 1 个月后开启饮服。

【用法】 每日 2 次,每次饮服 20～30 毫升。

【说明】 本酒益气补肺,补肾安神,用于体虚乏力、精神疲倦、健忘者。

虫草参杞酒

【原料】 冬虫夏草 10 克,红参 30 克,肉苁蓉、枸杞子各 60 克,白酒 2 500 毫升。

【做法】 红参切成薄片,冬虫夏草洗净沥干;将红参片、冬虫夏草、肉苁蓉、枸杞子一并放瓷瓶中,倒入白酒,加盖,放置半个月,滤取酒,另瓶盛装备用。

【用法】 每日 2 次,每次 15 毫升,于空腹时服用。

【说明】 本方有补肾温阳的作用,用于调治肾阳虚亏,神疲乏力,夜尿频多,腰膝酸软,畏寒肢冷,嗜睡健忘。

鹿茸虫草酒

【原料】 冬虫夏草 90 克,鹿茸 20 克,白酒 2 000 毫升。

【做法】 冬虫夏草洗净,晾干;鹿茸切成薄片;将鹿茸和冬虫夏草同放坛内,倒入白酒 1 000 毫升,密封坛口,浸泡 15 天,倒出所浸之酒,滤过后用另瓶盛贮;药坛中加入白酒 1 000 毫升,再浸 15 天,滤取酒,合并 2 次所浸药酒备用。

【用法】 每日 1 次,于临睡前饮用 20～30 毫升。

【说明】 本方出自《河南省秘验单方集锦》,用于调治腰膝酸软,神疲乏力,气短懒言,畏寒肢冷,头晕耳鸣及阳痿,不育。

3. 冬虫夏草药膳

虫草大枣汤

【原料】 冬虫夏草 3 克,大枣 10 枚,冰糖适量。

【做法】 冬虫夏草与大枣洗净,加水浸半天,用小火煎煮至大枣酥烂,放冰糖即成。

【用法】 每日 1 次,吃冬虫夏草、大枣,喝汤。

【说明】 本方补脾肾,益气血,润养肌肤。

虫草银耳汤

【原料】 冬虫夏草12克,白木耳15克,冰糖或白糖30克。

【做法】 将虫草洗净;白木耳拣去杂质,洗净,加冷水浸泡2小时连同浸液一齐倒入砂锅内,放入冬虫夏草和冰糖,用小火炖2~3小时至浓稠时,即可食用。

【用法】 早晚空腹食之,食后漱口。

【说明】 本膳保肺益肾,补虚益脑,和血化痰,用于肺结核虚劳咳嗽者。

虫草山药炖猪骨

【原料】 冬虫夏草5克,怀山药50克,肉骨头500克,料酒、食盐各适量。

【做法】 将肉骨头剁作块,放沸水中焯去血水,洗净,放锅中,加入怀山药、洗净的冬虫夏草,并放料酒、清汤,用小火炖2~3小时,加食盐调味即成。

【用法】 佐餐食用。

【说明】 本方填髓益精,健脾补肾,用于中老年保健,防治骨质疏松症。

虫草麦冬肉汤

【原料】 冬虫夏草、麦冬、沙参各9克,猪瘦肉100克,食盐适量。

【做法】 将猪瘦肉洗净,切块,与冬虫夏草、麦冬、沙参一齐放入锅内,用小火煨汤,加入食盐调味即成。

【用法】 佐餐食用,喝汤食肉。

【说明】 本膳用于肺结核患者的调补。

虫草焖鸡块

【原料】 净母鸡1只,冬虫夏草6克,冬笋150克,葱、生姜、菜油、猪油、料酒、鸡汤、食盐、湿淀粉各适量。

【做法】 将冬虫夏草洗净,泡在凉水盆中;净母鸡洗净,去头、爪和尾尖,切成方块;冬笋去皮及老根,切成两块,拍松,掰成长条块,放开水锅中煮5分钟,捞入凉水盆中。锅中放菜油,烧至八成热,下鸡块炸至金黄色捞出;原锅中放猪油,投入葱、姜片,煸出香味,烹入料酒,加鸡汤、食盐,下冬笋、冬虫夏草、鸡块,煮开后撇去浮沫,用小火焖至软烂,拣出葱姜,用湿淀粉勾芡即成。

【用法】 佐餐食用,吃鸡肉、冬笋、冬虫夏草,喝汤。

【说明】 本药膳以鸡肉为主,配用补肾助阳的冬虫夏草,味道鲜美,补虚强身的效用颇佳,常食之有助于增添活力,提高性功能。

虫草胎盘炖老鸭

【原料】 冬虫夏草10克,胎盘1具,老鸭约750克(重者1只),芡实50克,生姜、食盐各适量。

【做法】 胎盘剔去血筋,用清水浸泡1天,洗净,切成小块,放锅中煮沸,用凉水浸洗;杀鸭,去毛杂,用温水洗净;冬虫夏草用清水洗净,芡实加水浸半天。把全部原料放鸭肚内,将鸭放锅中,加清水适量,并加生姜、食盐,用大火煮沸后,去浮沫,改用小火炖煮,2小时后,加食盐调味即成。

【用法】 佐餐食用。

【说明】 本方肝肾,补肾止遗,用于调治肝肾不足,精血衰少,虚损疲乏,腰膝酸软,眩晕耳鸣,咯血,潮热,气短,盗汗,形体消瘦,精神萎靡不振。

虫草炖鸭

【原料】 冬虫夏草 30 克,老鸭 1 只(约 750 克),生姜、葱、食盐、胡椒粉、料酒各适量。

【做法】 老鸭宰杀后去毛,剖腹去内脏,洗净,在开水锅中焯片刻后,沥干;冬虫夏草用温水洗净备用;用一根粗 3 毫米的竹签从鸭腹部内斜插进去,使其成一个个深约 1 厘米的小孔,将虫草粗的一端(即头部)插进鸭腹小孔中,尾部留在外面;全部虫草插完后,将鸭腹部向下,放砂锅中,加入生姜、葱、食盐、胡椒粉、料酒调好味,盖好,炖 3 小时,至鸭肉熟烂即成。

【用法】 食肉饮汤,分次佐餐服用。

【说明】 本膳有补虚助阳的作用,可供温阳保健食用。名医张菊人在《菊人医话》一书中谈到,他朋友的夫人因生育过多,营养欠佳,身体羸弱,面色无华,头目眩晕,张老向她推荐食用虫草炖鸭,半年后再与之相逢,只见面色红润,形体丰满,竟然与前判若两人。

虫草蒸鸽

【原料】 冬虫夏草 3 克,鸽子 2 只,水发香菇、笋片各 15 克,火腿片 10 克,料酒、味精、食盐各适量。

【做法】 将冬虫夏草用清水洗净备用;鸽子宰杀,去毛桩,剖腹,取出内脏,清洗干净,投入沸水锅略氽,洗净血污;将鸽腹向上,放在大碗内,冬虫夏草、香菇、笋片、火腿片铺在鸽面上,加入适量料酒、味精、食盐和清汤,上笼蒸 2 小时左右,以鸽肉酥烂为度。

【用法】 作蔬或点心食用。

【说明】 本膳补肾滋阴,健脾益气,用于调治肾阴亏虚,阳痿,遗精,腰膝酸软,气短乏力,记忆力减退,自汗,盗汗和病后久虚不复。

虫草虾仁汤

【原料】 冬虫夏草、九香虫各 9 克,虾仁 50 克,生姜、葱、料酒、食盐、味精各适量。

【做法】 将冬虫夏草用清水洗净,放砂锅中,加九香虫、虾仁、生姜、葱、料酒、食盐及清汤,用小火煎煮 40 分钟,加味精调味即成。

【用法】 佐餐食用。

【说明】 本方补肾助阳,对于性保健有帮助。并可用于调治肾阳亏虚,阳痿,性冷淡,不育,神疲乏力,腰膝酸痛。

4. 冬虫夏草煎汤

虫草安神汤

【原料】 冬虫夏草 3 克,首乌藤 20 克,炒酸枣仁、百合、丹参各 15 克,五味子 10 克。

【做法】 冬虫夏草洗净,烘干,加工成粉末,过筛取粉;余药加水煎,连煎 2 次,合并煎汁服用。

【用法】 每日 1 剂,分 2 次用药汁送服冬虫夏草粉末。

【说明】 本方用于治疗神经衰弱,失眠,多梦,心悸不宁,妇女月经不调,经来腹痛。

虫草更年汤

【原料】 冬虫夏草 3 克,熟地黄 15 克,山茱萸、枸杞子、淫羊藿各 10 克。

【做法】 冬虫夏草洗净,烘干,加工成粉末,过筛取粉;余药加水煎,连煎 2 次,合并煎汁服用。

【用法】 每日 1 剂,分 2 次用药汁送服冬虫夏草粉末。

【说明】 本方补肾益精,用于治疗更年期综合征表现为精神萎靡,形寒肢冷,面色暗滞,腰酸背痛,腹中胀满,大便溏薄,夜尿频多。

虫草参芪汤

【原料】 冬虫夏草10克,党参、黄芪各20克,枸杞子15克。

【做法】 冬虫夏草洗净,与各药一并放砂锅中,加适量水,连煎2次,合并煎汁饮用。

【用法】 每日1剂,分2次温服。

【说明】 本方补脾肾,益精气,用于治疗精神疲乏,说话有气无力,稍活动就感到气喘气急,饮食减少,进食后腹胀,大便常不成形,容易出汗。

虫草参附汤

【原料】 冬虫夏草3克,红参5克,桂枝10克,炙甘草6克,茯苓15克,附子10克,红花10克。

【做法】 上药同放砂锅中,加水浸半小时,大火煮沸后,改用小火煎半小时,倒取药汁,加水再煎1次,然后合并2次煎汁服用。

【用法】 每日1剂,分2次于空腹时服下。

【说明】 本方补肺益肾,温阳散寒,用于治疗冠心病遇寒冷疼痛发作或加重,形寒肢冷,短气心悸。

虫草养阴汤

【原料】 冬虫夏草5克,北沙参、白花蛇舌草各20克,黄芪、生地黄各15克,麦冬、五味子、百合、玄参各10克。

【做法】 上药同放砂锅中,加水浸半小时,大火煎沸后,改用小火煎30分钟,连煎2次,合并2次煎汁服用。

【用法】 每日1剂,分2次于食后服用。

【说明】 本方以冬虫夏草配用北沙参、黄芪等补益气阴药物，用于治疗声音嘶哑，气短懒言，神疲乏力，口咽干燥，五心烦热，舌红少苔，脉细数无力。

虫草救肺汤

【原料】 冬虫夏草 3 克，石斛 10 克，生地黄、怀山药、玉竹、党参、北沙参各 12 克，麦冬 9 克，五味子 3 克。

【做法】 上药同放砂锅中，加水浸 1 小时，煎取汁，连煎 2 次，合并煎汁服用。

【用法】 每日 1 剂，分 2 次于空腹时温服。

【说明】 本方补肺益气，滋养肺阴，用于治疗肺阴耗散，肺气亏虚，肢体筋脉弛缓，软弱无力，肌肉萎缩。

通窍益气汤

【原料】 冬虫夏草、水蛭各 6 克，川芎、当归、地龙各 10 克，黄芪 30 克，党参 20 克。

【做法】 将冬虫夏草和其他各药一齐放砂锅内，加水浸泡 1 小时，用小火煎煮 30 分钟，连续煎 2 次，合并 2 次煎液即成。

【用法】 每日 1 剂，分 2 次空腹服用。

【说明】 本方益气活血，补肾益精，用于脑梗死气虚血瘀者。

温脾益肾汤

【原料】 冬虫夏草 3 克，党参、白术、茯苓、山茱萸、车前子各 10 克，制附片 6 克。

【做法】 上药同放砂锅中，加水浸 1 小时，取出煎汁后，加开水再煎 1 次，合并 2 次煎汁服用。

【用法】 每日 1 剂，分 2 次温服。

【说明】 本方在用冬虫夏草的同时，配用了温补作用显著的附片、党参、山茱萸等,用于治疗慢性肾衰竭,脾肾阳虚,面色晦滞,唇甲苍白,面浮肢肿,腹胀纳差,大便溏薄。

滋阴补心汤

【原料】 冬虫夏草 3 克,酸枣仁、天冬、麦冬、丹参、玄参、苦参各 10 克,生地黄 12 克,生牡蛎 30 克。

【做法】 冬虫夏草用清水洗净,与余药一并放砂锅中,加水煎取汁,连煎 2 次,合并煎汁服用。

【用法】 每日 1 剂,分 2 次服用。

【说明】 本方以冬虫夏草配合酸枣仁、天冬等,养心安神,并能滋阴降火,用于治疗阴虚火旺,心悸不宁,胸中烦热,耳鸣颧赤,潮热盗汗,失眠多梦,手足心热。

参杞虫草汤

【原料】 冬虫夏草 3 克,怀山药、紫石英各 15 克,山茱萸 12 克,附片、党参、枸杞子各 10 克,五味子、炙甘草各 6 克。

【做法】 冬虫夏草加工成粉末,过筛取粉;将附片放锅中,用水浸 30 分钟后,煎 20 分钟,再加入预先浸好的党参、枸杞子等药,再煎 20 分钟,连煎 2 次,合并 2 次药汁,冲入冬虫夏草粉末,搅匀服用。

【用法】 每日 1 剂,分 2 次于食前温服。

【说明】 本方温补肺肾,偏于纳气补虚,用于治疗面色萎黄,精神倦怠,下肢水肿,喘促咳逆。

治 咳 饮

【原料】 冬虫夏草 3 克,蛤蚧、白芍各 10 克,川贝母、桂枝、煅龙骨、制半夏各 3 克。

【做法】 冬虫夏草用清水洗净,与其余各药同放砂锅中,加水浸1小时,煎取汁,连煎2次,合并2次药汁服用。

【用法】 分2次于食后温服。

【说明】 本方温肺止咳,平喘,用于治疗咳喘日久,呼吸气短,动则喘甚,痰多清稀,心悸不宁,畏寒肢冷。

温阳饮

【原料】 冬虫夏草3克,生龙骨15克,制附片、桂枝、炙甘草各6克。

【做法】 冬虫夏草用清水洗净,与其他药物一并放砂锅中,加水浸1小时,煎取汁,连煎2次,合并2次药汁服用。

【用法】 每日1剂,分2次于空腹时温服。

【说明】 本方温养心肾,温补心阳,用于治疗心悸不宁,胸闷气短,面色㿠白,肢冷畏寒。

益肺温脾饮

【原料】 冬虫夏草、桂枝、炙甘草各3克,黄芪、红参、茯苓、白芍各10克,饴糖30克。

【做法】 将冬虫夏草洗净,与其他药物同放砂锅中,加水浸2小时后,用中火煎取汁,连煎2次,合并2次药汁,调入饴糖即成。

【用法】 每日1剂,分2次服用。

【说明】 本方在《王氏医案》中有介绍,功能为益肺温脾,用于治疗肺脾气虚,久咳不愈,食欲减退,神疲乏力,痰液清稀,气短懒言,动则自汗,大便溏薄。

虫草止血饮

【原料】 冬虫夏草4克,当归、生白及各10克,三七3克。

【做法】 将冬虫夏草、白及、三七共研成粉,过筛;把当归放砂锅中,加水用小火煎煮30分钟,连煎2次,合并2次煎液即可。

【用法】　每日 1 剂,分 2 次用药液冲入药粉中,拌匀即可饮服。

【说明】　本方养血活血,化瘀通滞,用于咯血、吐血。

虫草萸肉饮

【原料】　冬虫夏草 3 克,熟地黄 15 克,山茱萸、枸杞子、淫羊藿各 10 克。

【做法】　冬虫夏草加工成粉末,过筛取粉;将山茱萸、熟地黄等一并放砂锅中,加水浸 1 小时,煎取汁,连煎 2 次,合并 2 次煎汁,冲入冬虫夏草粉末,搅匀服用。

【用法】　每日 1 剂,分 2 次温服。

【说明】　本方温肾益精,用于治疗头昏乏力,形寒肢冷,面色暗滞,记忆力减退。

虫草肺心饮

【原料】　冬虫夏草、葶苈子、桂枝各 6 克,紫苏子 10 克,瓜蒌仁 12 克,茯苓 15 克。

【做法】　将冬虫夏草研成粉,过筛;把紫苏子等 5 味中药一起放入砂锅中,加水用小火煎煮 30 分钟,连煎 2 次,合并 2 次煎液,冲入冬虫夏草粉中,拌匀即可。

【用法】　每日 1 剂,分 2 次饮服,连服 1 周为 1 个疗程。

【说明】　本方用于慢性肺源性心脏病急性发作者。

纳气平喘饮

【原料】　怀山药、熟地黄、紫石英、灵磁石各 15 克,山茱萸 12 克,冬虫夏草、紫河车、五味子各 9 克,人参 3 克,沉香 1.5 克,熟附子 6 克,核桃肉 3 枚。

【做法】　冬虫夏草用清水洗净,烘干,加工成粉末;紫河车加工成粉末,过筛后备用;其他各药同放锅中,加水浸 1 小时,煎取汁,连煎 2 次,然后将 2 次药汁混合,冲入冬虫夏草粉末和胎盘粉。

【用法】 每日 1 剂,分 2 次于食后温服。

【说明】 本方温肾培元,纳气平喘,用于治疗肾虚不纳,固摄乏权,哮喘频作,抬肩喘息,短气咳呛,神疲肢软,腰膝酸冷。

虫草防衰饮

【原料】 冬虫夏草 3 克,淫羊藿、枸杞子各 10 克。

【做法】 冬虫夏草洗净,连同其他两药放砂锅中,加水浸 1 小时,煎煮 30 分钟,倒出药汁,再加水煎 20 分钟,合并 2 次药汁服用。

【用法】 每日 1 剂,分 2 次于食前服用。

【说明】 本方滋养肝肾,补肺健脾,用于治疗肾阳虚衰,眩晕,耳鸣,咳喘,气短乏力,腰腿酸软,肢体冷痛。

虫草黄芪煎

【原料】 冬虫夏草 5 克,黄芪 30 克。

【做法】 将黄芪放砂锅中,加水浸 1 小时,加入冬虫夏草,再浸 20 分钟,用中火煎取汁,连煎 2 次,合并煎汁服用。

【用法】 每日 1 剂,分 2 次服下,冬虫夏草可一并嚼下。

【说明】 本方用于治疗精神疲乏,面色㿠白,气短懒言,大便溏薄,饮食减少。

虫草芪术煎

【原料】 黄芪、龙眼肉各 15 克,白术、山茱萸、淫羊藿、枸杞子各 10 克,冬虫夏草 5 克。

【做法】 冬虫夏草洗净,连同黄芪、白术等药同放砂锅中,用水浸 1 小时,用大火煮沸,改用小火煎 25 分钟,连煎 2 次,合并 2

次药汁;再用药汁水,炖煮龙眼肉至烂即成。

【用法】 每日1剂,分2次于空腹时服用。

【说明】 本方补气温阳,用于治疗腰酸,头晕,气短,神疲。

神 衰 方

【原料】 冬虫夏草、生晒参、黄连、莲子心各5克,柏子仁10克,鳖甲15克,淮小麦30克,大枣8枚。

【做法】 将冬虫夏草、生晒参加工成粉末,过筛取粉;将鳖甲放砂锅中,加水煎20分钟,再加入预先水浸好的黄连、柏子仁等,煎20分钟,连煎2次,合并2次煎汁服用。

【用法】 每日1剂,分2次用药汁送服研制好的粉末。

【说明】 据《归砚录·四卷》记载,姚欧亭大令夫人,因忧思谋虑,扰动心肝之阳,心悸不宁,动即汗出,夜不安卧,舌尖红,王孟英以本方治疗得以好转。

5. 冬虫夏草散剂

虫草地龙散

【原料】 冬虫夏草15克,地龙50克,甘草30克。

【做法】 冬虫夏草洗净,烘干,加工成粉末;地龙、橘络分别加工成粉末。将各药和匀,过筛取粉,装在空心胶囊内,用瓷瓶盛贮备用。

【用法】 每日3次,每次5粒,于空腹时用温开水送下。

【说明】 本方用冬虫夏草补肺固本,地龙、橘络祛痰理气止咳,用于治疗慢性支气管哮喘者。

虫草参味散

【原料】 冬虫夏草、红参、炙甘草各3克,五味子5克。

【做法】 冬虫夏草、红参加工成粉末,过筛取粉;将五味子、炙甘草同放砂锅中,加水煎20分钟,连煎2次,合并2次煎汁服用。

【用法】 每日1剂,分2次用药汁送服研虫草、红参粉末。

【说明】 本方用于治疗神经衰弱,心悸不宁,遇事易惊,胸闷不适,气短懒言,动即汗出。

虫草参术散

【原料】 冬虫夏草10克,党参60克,白术、茯苓各50克,陈皮、枳实、姜半夏、砂仁、川芎各30克。

【做法】 冬虫夏草洗净,加工成粉末;党参、白术等一并加工成粉末。各种粉末同放一处,过筛取粉,装在空心胶囊内,用瓷瓶盛贮备用。

【用法】 每日3次,每次5粒,于食后用温开水送下。

【说明】 本方健脾和胃,化浊祛痰,用于治疗四肢倦怠,腹胀纳差,咳嗽有痰,面色萎黄,大便稀烂。

虫草蛤蚧散

【原料】 冬虫夏草15克,蛤蚧1只。

【做法】 冬虫夏草洗净,烘干后,加工成粉末;蛤蚧加工成粉末。将两种药末和匀,过筛取粉,装在空心胶囊内,用瓷瓶盛贮备用。

【用法】 每日3次,每次5粒,于空腹时用温开水送下。

【说明】 本方系黄书霖经验方,功能为补肺固本,用于治疗慢性支气管炎。

虫草枸杞散

【原料】 冬虫夏草、红参、肉桂各15克,枸杞子60克,炙黄芪100克。

【做法】 将冬虫夏草、红参等分别加工成粉末,过筛取粉,装在空心胶囊中,盛贮备用。

【用法】 每日 3 次,每次取 5 丸,于空腹时用温开水送下。

【说明】 本方大补元气,温肺补肾,用于治疗周身不温,四肢清冷,腰膝酸软,精神疲乏,面色萎黄,小便清长,大便溏薄。

虫草延寿丹

【原料】 冬虫夏草、红参、炒酸枣仁各 30 克,五味子、辰远志各 15 克。

【做法】 冬虫夏草用清水洗净,烘干,与红参等药分别加工成粉末。将各种粉末同放一处,过筛取粉,用空心胶囊盛贮,装瓶备用。

【用法】 每日 3 次,每次 3 克,用大枣汤送服。

【说明】 本方益心脾,养肝肾,用于治疗头晕目眩,腰膝酸软,精神萎靡,面色㿠白,失眠多梦,咳逆气短。

6. 冬虫夏草膏方

虫草益气膏

【原料】 冬虫夏草 15 克,阿胶 30 克,党参、核桃肉、炙黄芪、百合各 60 克,枸杞子 75 克,怀山药、黑芝麻、磁石各 45 克,茯苓 30 克,鹿角片、补骨脂、酒炒怀牛膝各 24 克,苍术 12 克,冰糖 500 克。

【做法】 将阿胶放入杯中,加入料酒,隔水炖烊;把冬虫夏草等各味药一齐放入砂锅中,加水浸泡 1 小时,用小火煎煮 30 分钟,连煎 3 次,合并 3 次煎液,用小火浓缩至稠厚状,倒入烊好的阿胶,加入已溶化的冰糖熬炼成膏,冷却后装瓶即可。

【用法】 每日 2 次,每次服 2 汤匙,早、晚饭前用温开水化服。

【说明】 本膏具有较好的强壮作用,对于低血压病人补益健身有一定效果。

枇杷虫草膏

【原料】 冬虫夏草 12 克,川贝母、陈皮各 30 克,枇杷叶、炼蜜各 100 克。

【做法】 将冬虫夏草洗净,烘干研成粉末;川贝母、陈皮研成粉,与冬虫夏草粉合并拌匀过筛;枇杷叶放入砂锅中,加水浸泡 2 小时,用小火煎煮 30 分钟,连煎 2 次,合并 2 次煎液,加入炼蜜和 3 味药粉,用小火煎熬成膏,冷却后装瓶贮藏备用。

【用法】 每日 3 次,每次取 1 匙,兑入温开水中饮服。

【说明】 本膏润肺,祛痰,止咳,用于慢性支气管炎病人服用。

虫草阿胶膏

【原料】 冬虫夏草 36 克,阿胶、枸杞子各 250 克,炒白术、红参、白茯苓、炒白芍各 60 克,当归、熟地黄各 120 克,川芎 30 克。

【做法】 将冬虫夏草、红参分别研成粉,过筛备用;阿胶加料酒炖烊;其他药物一齐放入砂锅中,加水浸泡 1 小时,用小火煎煮 30 分钟,连煎 2 次,合并煎液;把药液、阿胶、冬虫夏草与红参粉放在一起拌匀,再用小火煎熬成膏,冷却后用瓷瓶盛贮备用。

【用法】 每日 1 次,每次取 2 匙,于空腹时用温水送下。

【说明】 本膏补气养血,补肾益精,用于不孕者。

虫 草 膏

【原料】 冬虫夏草 30 克,红参、补骨脂各 50 克,生地黄 500 克,羊脊髓 1 具,料酒适量。

【做法】 冬虫夏草洗净,烘干后加工成粉末,过筛备用;将羊脊髓剔除筋膜,洗一下晾干备用;红参及其他各药加工成粉末,过筛后备用。把羊脊髓放砂锅中,加酒适量,用小火熬煮,放入冬虫夏草粉末及其他药粉,边熬边搅动,至成稠膏,停火候冷,装瓶备用。

【用法】 每日 2 次,每次取 1 匙,用温酒化开服下。

【说明】 本方温阳补肾,暖身补虚,用于治疗腰膝酸软,精神疲惫,形体怕冷,手足发冷,小腹冷痛。

(四)冬虫夏草成药

虫草菌液川贝膏

【原料】 虫草菌液浸膏、川贝母、枇杷叶、炼蜜。

【用法】 每日 3 次,每次 15～20 毫升,于食后服用。

【说明】 本品系由冬虫夏草株经深层发酵后的浓缩发酵液与川贝母、枇杷叶配伍精制而成的纯中药煎膏剂。其主要成分虫草菌浸膏含有天冬氨酸、苏氨酸、丝氨酸、谷氨酸、甘氨酸等 19 种氨基酸,并含多种维生素和微量元素。虫草菌浸膏配合清肺润肺、止咳化痰良药川贝母、枇杷叶,用于慢性支气管炎肺肾亏虚,痰少咳而不爽者服用。

宁心宝胶囊

【原料】 系从新鲜冬虫夏草中分离得到的麦角菌科真菌虫草头孢,经液体深层人工发酵所得菌丝体的干燥粉末。

【用法】 胶囊剂,每粒含量 0.25 克。每日 3 次,每次 2 粒,于空腹时用温开水送下。

【说明】 据《中药成方制剂》所载,本品补肾保肺,秘精益气,用于治疗腰膝酸软,耳鸣失眠,神疲畏寒,夜尿频繁,牙齿松动。

冬虫夏草精胶囊

【原料】 冬虫夏草头孢菌粉等。

【用法】 胶囊剂,每粒 0.25 克。每日 3 次,每次 2～4 粒,于食后用温开水服下。

【说明】 本方补肾,润肺,益气,用于治疗中老年体虚不足,妇女月经不调,男女性功能低下,以及慢性支气管炎、支气管哮喘等。

金水宝胶囊

【原料】 系新鲜冬虫夏草经分离所得的虫草菌,再经纯化,人工发酵培养,加工而成。

【用法】 每日 3 次,每次 3 粒,于食后用温开水送服。

【说明】 胶囊剂,每丸内含发酵虫草菌粉 0.33 克。据《中华人民共和国药典》所载,本方补肾益肺,用于治疗肺肾两虚,精气不足,久咳虚喘,神疲乏力,不寐健忘,气短心悸,腰膝酸软,阳痿早泄,妇女月经不调。

百令胶囊

【原料】 由中华束丝孢真菌经深层液体培养而产生的冬虫夏草菌丝体制成。

【用法】 胶囊剂,每粒含 0.2 克原粉。每日 3 次,每次 5 粒,于空腹时用温开水送下。

【说明】 据《中华人民共和国药典》所载,本品功能补虚损,益精气,保肺益肾,止咳化痰,敛镇静,用于治疗肺肾亏虚,神疲乏力,腰酸腰痛,畏寒肢冷,下肢水肿。

虫草胶囊

【原料】 冬虫夏草。

【用法】 胶囊剂,每粒 0.25 克。每日 3 次,每次 2 丸,于空腹时用温开水送下。

【说明】 本方取冬虫夏草加工成粉末,更便于服用。居家可取冬虫夏草洗净,烘干后研成细末,装在空心胶囊中,按量服用。

活 力 宝

【原料】 冬虫夏草、乌骨鸡、生晒参、淫羊藿、黄芪、天花粉。

【用法】 胶囊剂,每粒重 0.3 克。每日 2 次,每次 2 粒,于空腹时用温开水送服。

【说明】 据《吉林省药品标准》所载,本方温补肾阳,填精益智,用于治疗肾气虚衰,早衰,阳痿,遗精,腰膝酸软疼痛,听力减退,耳鸣头晕,记忆力减退,精神萎靡。

虫草蜂王浆

【原料】 冬虫夏草、淫羊藿、蜂王浆、枸杞子、甘松等。

【用法】 每日 2～3 次,每服 1 支。

【说明】 据《重庆市药品标准》所载,本方滋养肝肾,补肺醒脾,用于治疗肺肾虚衰,头目眩晕,耳鸣失聪,咳喘,气短,乏力,纳呆,失眠,腰腿酸软,阳痿。

桂龙咳喘宁

【原料】 蛤蚧、冬虫夏草、川贝母、桂枝、龙骨、半夏、黄连、甘草、白芍。

【用法】 每日 3 次,每次 5 粒,于食后用温开水送下。

【说明】 据《中华人民共和国药典》所载,本方止咳化痰,降逆平喘,用于治疗风寒或痰湿阻肺引起的咳嗽气喘。

益髓冲剂

【原料】 冬虫夏草、熟地黄、枸杞子、巴戟天、鹿茸、山茱萸、人参、鸡血藤、川芎、紫梢花、牡丹皮、怀山药等。

【用法】 每日2次,每次7.5克,于空腹时用温开水冲服。

【说明】 据《吉林省药品标准》所载,本方益肾填精,平补阴阳,兼以活血通络,用于治疗肾阴阳两亏,腰膝酸痛,头晕耳鸣,四肢乏力,夜尿频多,小便清长。

二十六、核 桃 肉

(一)形若人脑助健脑

当你轻轻敲开核桃壳,取出完整的核桃肉,可以发现这类球形的物质,由两瓣种仁相合而成,它的表面上有皱曲的沟槽,凹凸不平,大小不一,棕褐色薄膜状的种皮遍布筋络。这就很容易联想到人的大脑:分为两个半球形,有许多皱褶和沟回,充满了血管的皮层上集中了绝大部分的脑神经细胞。

从取类比象理论分析,核桃肉形似人脑,有健脑益智的妙用。当然,主要看功效,核桃肉补益肝肾,有助于心脑保健。每日早晚各吃两三个核桃肉,对记忆力的提高、神经系统功能的改善,会很有裨益。脑力劳动者,有头晕耳鸣、腰膝酸软、健忘失眠等神经衰弱病症,核桃肉则是治疗良药。

据载,在清朝末年,各国联军与中国谈判赔款事宜。闲谈时,联军方面的一公使诉说,他正被多年的慢性失眠所折磨,李鸿章听后,大献殷勤,送给他一些用核桃肉制成的核桃酪,劝他食用。这老外以半信半疑的心情试着吃了一个月,他多年的失眠顽疾竟得以痊愈。

现代研究提示,欲使头脑健全,最重要的是保证有充分的不饱和脂肪酸的摄入,这种脂肪酸有净化血液,清除血管壁杂质、提高大脑功能等良好功能;还可以松弛大脑和神经系统的紧张状态,消除疲劳,改善神经系统功能,降低血脂。核桃肉正是理想的健脑佳果,它含有 63.9％的脂肪,这些脂肪中,不饱和脂肪酸的含量高达83％,为木本植物的种实中不饱和脂肪酸含量多的佼佼者。此外,核桃肉的蛋白质、维生素及微量元素磷、钙、钠、铁、锌、锰、铬的含量也很丰富,对大脑智力的提高有良好的影响。尤其是磷质,每100 克高达 386 毫克,能很好地营养神经细胞,延缓大脑老化,提高智力。

(二)补肾温肺润肠选用核桃肉

核桃肉为胡桃植物胡桃的种仁。

【性味归经】　味甘,性温;归肾、肺、大肠经。

【功能主治】　补肾固精,温肺止咳,润肠通便。适用于肾虚喘咳、腰痛脚软、阳痿、遗精、耳鸣、尿频、带下、大便燥结、石淋及疮疡瘰疬。

【补益妙用】

(1)核桃肉味甘,性温,入肾经,通命门,利三焦,为补下焦肾、命门之要药,能治疗肾亏腰腿酸软、阳痿、遗精、小便频数病症。《医学衷中参西录》说,核桃肉为滋补肝肾、强健筋骨之要药,善治腰痛、腿痛、一切筋骨疼痛,为其能补肾,故能治下焦虚寒、小便频数、砂淋等症。

(2)核桃肉补肾纳气,敛肺定喘,兼可温肺,可治疗肺肾不足之虚寒咳喘。对于久病年老体弱,反复频繁发作,病由肺深及肾,病症表现为喘促日久、形瘦神疲、气短不足以息、动则喘息尤甚、心慌汗出病症有效。验方:治支气管哮喘,核桃仁 1 个,生姜 1 片,放入口中细嚼后咽食,每日早晚各 1 次。

(3)核桃肉质润,用于老年体弱或病后津液不足便秘。年老或病后,多精血不足,下焦阴弱,六腑之气不利;产后及崩漏后,各种原因的出血出汗,热病之后津血亏耗,痈疽病后津伤,胃中蕴热,津液亡失,都会发生便秘。这类便秘多表现为大便干燥秘结,排便困难,形体消瘦,咽干少津,面色不泽,心悸头晕,唇甲淡白,舌淡或舌红少津,脉细或细数无力。核桃肉能入大肠经,质润可滋肠,味甘滋阴血,有一定的治疗作用。

(4)用于胁痛。核桃肉 30 克,放砂锅中,加水酒各一半,煎取汁服下,每日 1 剂,水煎 2 次,分 2 次服用,核桃肉一并吃下,用于治疗胁痛。

(5)用于结石。治石淋痛楚,尿中有砂石者,取核桃肉 1 升,细米煮浆粥 1 升,混合顿服。

【历代医论】

《神农本草经》记载,核桃肉功能润肌黑发,利尿消痔,食之令人肥健。

孟诜说它能通经脉,润血脉,黑须发,常服可使肌肉细腻光润。

李时珍《本草纲目》认为,核桃肉有补气养血、润燥化痰、益命门、利三焦、温肺润肠等作用,可治虚寒喘嗽、腰脚重痛、心腹疝痛、血痢肠风,能散肿毒、发痘疮、制铜毒。该书中介绍了 32 首核桃肉处方。

张锡纯《医学衷中参西录》介绍,核桃肉为滋补肝肾、强健筋骨之要药,善治腰痛、腿痛、一切筋骨疼痛,又善消疮疽及皮肤疥癣、头上白秃。

【现代研究】

(1)主要成分:核桃肉含有脂肪油达 58%~74%、蛋白质、糖类、钙、磷、铁、维生素 A、维生素 B$_1$、维生素 B$_2$、维生素 C、维生素 E、磷脂、锌、镁等元素。其中脂肪油的主要成分为不饱和脂肪酸。

(2)药理作用:核桃肉有增加人血白蛋白的作用,给实验动物饲以含核桃油的混合脂肪食物,可使其体重较快增加。它所含的锌、镁等元素具有调节体内新陈代谢、延缓机体衰老过程等作用;维生素 A、维生素 C、维生素 E 有抗氧化作用。它有平喘、镇咳作用。动物实验证明核桃肉有镇咳作用。它可减少胆固醇在肠道的吸收,促进胆固醇在肝内降解,随胆汁排出体外。给犬喂食含核桃油的混合脂肪饮食,可使其体重增加很快,并能使人血白蛋白增加,而血胆固醇水平之升高较慢,它可能影响胆固醇的体内合成及其氧化、排泄。它有助于治疗尿路结石。

(三)核桃肉药膳与方剂

核桃肉,又称胡桃仁。《海上集验方》称为胡桃肉,《本草纲目》称为核桃仁。以气微弱,子叶味淡,油样,种皮味涩。选取色黄、个大、饱满、油多者为佳。

核桃肉通常去净外壳及木隔心,取净仁用,有炒、煨、盐制、蜜制等不同加工方法。

炒,多取核桃肉微炒,食之酥脆。

煨,多取核桃连壳烧成黑色,击碎后去壳取肉用。

盐制,取核桃肉加盐水拌匀(核桃肉 1 000 克用食盐 10 克),炒干。

蜜制,将蜂蜜用小火炼老,倒入核桃肉(核桃肉 1 000 克用蜂蜜 200 克),炒拌均匀,待成黄色时出锅,摊开晾凉。

【用法用量】 研碎,嚼服,或开水冲服,或加水煎服均可。也可入散、丸剂服用,或用作烹制菜肴的原料,民间亦有将核桃肉捣烂外敷用于治病。核桃肉多用于煎剂、浸酒、做散、熬膏,成药入丸剂、糖浆等,居家可用作甜点、粥饭、药膳的原料。每次量为 6～9 克。

【注意事项】

(1)食用核桃肉,一次食用的量不宜太大;有痰火积热或阴虚火旺者慎食。《千金要方》说,不可多食,动痰饮,令人恶心,吐水吐食。《得配本草》说,泄泻不已者禁用。

(2)置阴凉干燥处,防蛀。

1. 核桃肉药酒

核 桃 酒

【原料】 青核桃 3 000 克,白酒 5 000 毫升

【做法】 将核桃和白酒同放坛内,盖好,密封 20～30 天,取酒服用。

【用法】 每日 2 次,每次 20 毫升。

【说明】 本方用于调治胃脘痛。

2. 核桃肉药膳

核 桃 粥

【原料】 核桃肉 30 克,杜仲 10 克,小茴香 6 克,粳米 50 克。

【做法】 将核桃肉去外皮,捣碎;杜仲与小茴香一齐放锅中,加水煎煮 20 分钟,倒出药液,并用纱布过滤,药渣弃去;粳米用水淘洗干净,放入锅中,加药汁及适量水,用大火煮沸,再改用小火熬煮,粥将成时加核桃肉及红糖,再煮一二沸即可。

【说明】 本粥在《养生随笔》中有介绍,有补肝肾、壮筋骨的作用,用于调治肾虚腰痛,痛而酸软,腰膝无力,遇劳加剧,卧则减轻,反复发作。

核桃牛乳饮

【原料】 核桃肉 30 克,黑芝麻 20 克,牛乳、豆浆各 180 克,冰糖适量。

【做法】 核桃肉、黑芝麻洗净,用温水浸涨,研磨成糊糊;将牛

乳、豆浆与核桃、芝麻糊混合,兑入化开的冰糖水,同放锅内,加热煮沸即成。

【用法】 分早晚 2 次饮服。

【说明】 本饮料所用诸品均是有效的滋补食物,有良好的补虚扶赢效用,于益智补虚尤多裨益。

山楂核桃蜜浆

【原料】 核桃肉、山楂各 30 克,蜂蜜适量。

【做法】 核桃肉加水浸泡后,研磨成浆备用;山楂加水煮熟过滤,去渣取汁,倒入锅中,加入蜂蜜搅拌,再缓缓倒入核桃浆,煮开。

【用法】 一次服下。

【说明】 核桃肉含较多的磷质,山楂既能助消化,健脾胃,也能降血脂,配用蜂蜜,不但增强了滋补的力量,且口感甚好,可作为脑力劳动者的常服饮料。

固精核桃糖

【原料】 山茱萸 250 克,五味子 100 克,核桃肉 750 克。

【做法】 将五味子洗净,放砂锅中,加冷水浸泡半小时,再煎取浓汁备用;山茱萸洗净,晾干。核桃肉倒入大瓷盆内,加五味子药汁浸泡半小时,再加山茱萸拌匀,放入研细的冰糖,盖好,置锅中,隔水蒸 3 小时。

【用法】 每日 2 次,每次取 1 匙嚼服。

【说明】 本方有补益肝肾的作用,用于调治腰膝酸痛,头晕,目眩,早泄,遗尿,尿频,自汗,盗汗,妇女带下,月经不调。

核 桃 糖

【原料】 核桃肉 50 克,扁豆 150 克,黑芝麻 10 克。

【做法】 将扁豆淘净,入沸水中煮 30 分钟,以能挤脱皮为度,捞出挤去外皮,放入碗内,加清水淹没扁豆,上笼蒸约 2 小时,待蒸至熟烂,取出滤水,捣成泥,以能通过漏瓢细孔为度;将黑芝麻炒香,研细待用。炒锅置火上,放入猪油,待油熟时,即倒入扁豆泥翻炒,至水分将尽时,放入白糖炒匀(炒至不粘锅瓢为度),再放入猪油、芝麻、白糖、核桃肉,溶化混合炒匀即成。

【用法】 每日 2 次,每次 30 克,于空腹时用温开水送下。

【说明】 本膳有健脾胃,补肝肾,润五脏的作用,用于调治肾虚须发早白,牙齿摇动。

核桃肉炒韭菜

【原料】 核桃肉 60 克,韭菜 150 克,猪油、食盐各适量。

【做法】 将炒锅置旺火上,倒入猪油,烧至六成热,放入核桃肉,炸至黄色;韭菜洗净,沥干水,倒油锅中煸炒至熟;将核桃肉与韭菜一并放锅中,加食盐拌炒均匀。

【用法】 佐餐食用。

【说明】 本膳以韭菜与补肾益命门的核桃肉一并炒食,温补力强,用于调治肾阳不足,腰膝酸软,阳痿,遗精,遗尿,白浊。性事差者食之,有助于提高性功能。

炸 桃 腰

【原料】 核桃肉 60 克,猪腰 5 个,生姜、葱、料酒、食盐、香油各适量。

【做法】 核桃肉用开水浸泡一下,剥去皮,洗净沥干,下油锅中炸酥;猪腰对剖开,挖去腰臊,浸水中 1～2 小时,洗净,划成十字花绮,每个腰切成 2 个正方形小块,放碗中,加料酒、食盐、生姜片及葱,拌匀,浸渍入味后,沥干水。起油锅,用中火将油烧至八成热,将腰块在蛋清中拌几下后下油锅炸至淡黄色;核桃肉在蛋清中拌几下后下油锅炒,然后放入炸过的猪腰,一并炸至金黄色,沥去余油,倒入酥的核桃肉,淋上香油,翻炒几下,盛盘中,将放盘的两端即成。

【用法】 佐餐食用。

【说明】 核桃肉能治痿症,猪腰能补肾壮腰,本膳两者合用,对腰膝的强健,性功能的提高,会大有帮助。

核桃肉鸡丁

【原料】 核桃肉 90 克,鸡肉 750 克,虾仁 100 克,韭菜 250 克,猪油、料酒、鸡蛋清、鸡汤、湿淀粉、白糖、食盐、胡椒粉、香油各适量。

【做法】 鸡肉洗净剁作丁,用食盐、料酒、胡椒粉、鸡蛋清、湿淀粉调拌一下;核桃肉用开水浸泡一下,剥去皮,放油锅中炸透;韭菜洗净,切段;将食盐、白糖、胡椒粉、鸡汤、香油兑成汁。炒锅烧热,放猪油烧至七成热时,入鸡丁滑透,捞出沥去油;另起油锅,下韭菜段稍煸炒后,下虾仁,再下鸡丁,接着倒入兑好的汁,再加核桃肉炒匀即成。

【用法】 佐餐食用。

【说明】 本膳食有温阳补虚的作用,用于调治肾阳亏虚,性欲低下。

核桃肉纸包鸡

【原料】 核桃肉 60 克,净鸡肉 500 克,春卷皮 24 张,葱、生姜、香油、鸡蛋清、白糖、胡椒粉、湿淀粉各适量。

【做法】 核桃肉用开水泡一下,去衣膜,沥干用花生油炸熟,切成小粒;鸡肉去皮,切成薄片;将鸡肉片、核桃肉粒同置碗内,加葱末、生姜末、香油、白糖、胡椒粉,用鸡蛋清拌匀。取春卷皮 1 张摊放在桌上,放上鸡片,包成圆柱形的肉包,沾上湿淀粉,以防松开;将花生油烧至五成热,把鸡肉包下锅炸熟,取出放盘中即成。

【用法】 分数次佐餐食用。

【说明】 本膳中核桃肉补肾强筋,鸡肉补益精血,合而有助于体力劳动者健身补虚。

核桃蒸鸭

【原料】 核桃肉 200 克,荸荠 150 克,老鸭 1 只,葱、生姜、玉米粉、料酒、鸡蛋清、食盐各适量。

【做法】 将老鸭宰杀,去毛,开膛去内脏,洗净,用开水汆一遍,装入盆内,加入葱、生姜、食盐、料酒少许,上笼蒸熟透取出晾凉;将老鸭去骨,切成两块;另用蛋清、玉米粉、料酒、食盐调成糊;把核桃肉、荸荠剁碎,加入糊内,淋在鸭子内膛肉上。将鸭子放入锅中,用干净温油炸酥,捞出沥去余油,用刀切成长条块,摆在盘内,四周撒些油菜末即可。

【说明】 本膳有补肾固精,温肺定喘,润肠的作用,用于调治肾虚精亏,便秘结,小便不爽,腰痛,腹痛。

核桃肉板虾

【原料】 核桃肉 250 克,鲜大虾 10 克,鸡蛋清 2 个,生菜、面粉、葱、生姜、花生油、料酒、白糖、胡椒粉、食盐、花椒盐各适量。

【做法】 核桃肉用开水烫一下,切碎;虾去头尾,剥皮除内脏,冲洗干净,沥干,从背部劈开,放盆中,加入葱花、生姜丝、料酒、食盐、白糖、胡椒粉拌匀腌好;生菜择洗干净;水淀粉放碗中,加鸡蛋清,搅拌均匀成糊状备用;将腌好的虾拣出,撒上面粉,逐个手提虾尾蘸蛋清水淀粉糊,再蘸核桃末,用手将虾按平,使其均匀地蘸住核桃肉。将炒锅放大火上烧热,倒入花生油,待油至七成热,入虾炸呈金黄色时捞出,每个虾改刀成 4 块,放盘中,四周镶上龙虾片及生菜,撒上适量花椒盐即成。

【用法】 佐餐食用。

【说明】 本膳有补肾壮阳,强健筋骨的作用,用于调治肾虚内寒,阳痿不起,遗精,早泄。

核桃炖蚕蛹

【原料】 核桃肉 150 克,蚕蛹 50 克,冰糖适量。

【做法】 核桃肉用中火炒一下,去衣;蚕蛹用小火略炒过。将核桃肉、蚕蛹同置蒸碗内,加冰糖及适量开水,隔水炖 2 小时即成。

【用法】 以上量分 2～3 天吃下,于空腹时食用,核桃肉与蚕蛹一并吃下。

【说明】 本方有益精壮阳的作用,用于调治肾虚腰痛,腰痛酸软,喜按喜揉,腿膝无力,少腹拘急,面色白,手足不温。

3. 核桃肉煎汤

人参核桃肉汤

【原料】 红参 6 克,核桃肉 30 克。

【做法】 将红参蒸软后切薄片,核桃肉捣碎,两物同放碗中,加生姜 2 片,放冰糖及水适量,隔水炖煮至核桃肉酥软即成。

【用法】 每日 1 剂,于空腹时作点心食用,一次吃下。

【说明】 本方出自《普济方》。李时珍《本草纲目》有核桃肉与生姜同服治疗痰喘的记载,本方以之为基础,加用人参,有益气温肺、定喘止咳的作用,用于治疗支气管哮喘发作日久,肺肾两虚,喘促短气,少气懒言,肢冷畏寒,腰膝酸软。

补肾健脑汤

【原料】 红参 6 克,核桃肉 15 克,鹿角、炙龟甲、龙骨、枸杞子、远志、九节菖蒲各 10 克。

【做法】 将红参加工成粉末,过筛后备用;其他药物一并放砂锅中,加水浸 1 小时,煎取汁,连煎 2 次,将 2 次药汁混合,冲入红参粉。

【用法】 每日 1 剂,分 2 次于空腹时温服。

【说明】 本方补肾健脑,用于治疗肾精亏虚,头晕眼花,遇事易忘,腰膝酸软,遗精早泄,足跟疼痛,耳聋耳鸣。

润养肺金方

【原料】 核桃肉 30 克,冬虫夏草 3 克,熟地黄、肉苁蓉、紫石英、龟甲、鳖甲、怀牛膝各 12 克,当归 10 克,牡蛎 18 克。

【做法】 冬虫夏草洗净,连同熟地黄、当归、肉苁蓉、怀牛膝、核桃肉一并放盛器中,加水浸 1 小时;取紫石英、龟甲、牡蛎、鳖甲等放砂锅中,加水煎 20 分钟,然后加入浸好的其他药物,煎 30 分钟,倒出药汁;锅中加水再煎 1 次,合并 2 次煎汁备用。

【用法】 每日 1 剂,分 2 次于食前温服。

【说明】 本方系王孟英经验方,用于久咳不愈,咳则气逆,少痰,口渴咽干,头晕,盗汗,寐差,纳少。

4. 核桃肉散剂

胡 桃 散

【原料】 核桃肉 10 个,穿山甲 3 克。

【做法】 将穿山甲加工成粉末,过筛后合核桃肉捣拌后食用。

【用法】 每日 1 剂,于食后用料酒送下。

【说明】 本方在《济阴纲目》中有介绍,用于治疗妇女少乳及乳汁不行。

5. 核桃肉膏方

芝麻核桃膏

【原料】 核桃肉 500 克,黑芝麻、蜂蜜各 1 000 克。

【做法】 核桃肉加少许食盐炒熟,研成细末;黑芝麻置蒸笼中蒸至香气大出后取出晒干,然后加适量水拌湿润,复置蒸笼中蒸,如此反复,经过 9 次蒸晒后,研为细末;将蜂蜜加少量水,用小火熬熟,过滤去渣后,放回锅中,加入核桃、芝麻细末,用小火熬煎,边拌边熬,制成稠膏,待凉透后收膏备用。

【用法】 每日 2 次,每次 2 匙,于早晚食前用沸水冲化服用;胃痛者用温酒冲化服用。

【说明】 本膏方补养肝肾,润养五脏,用于调治肝肾亏虚,头晕目眩,腰膝酸软,失眠健忘,须发早白,遗精阳痿,虚寒咳喘,肠燥便秘。

羊肾固泪膏

【原料】 羊肾 300 克,核桃肉 200 克,熟地黄、枸杞子各 12 克,山茱萸、酒白芍、巴戟天、车前子各 9 克,五味子 3 克,细辛 1 克。

【做法】 羊肾去脂膜、白筋,洗净,剁成泥;核桃肉加食盐适量,小火炒过,至香气大出,研为细末;熟地黄、枸杞子、山茱萸、五味子、酒白芍、巴戟天、车前子、细辛分别焙干,研为细末;羊肾泥加生姜汁、料酒、葱段、食盐调拌,浸 15 分钟,然后去葱段,加胡椒粉、食盐、湿淀粉搅拌,再入中药粉末及熟猪油、鲜汤搅匀,上笼蒸熟即成。

【用法】 佐餐食用,分数次吃下。

【说明】 本药膳以补肾壮阳的羊肾、核桃肉、枸杞子、巴戟天为基础,合滋补真阴的熟地黄,补肝肾涩精的山茱萸,养五脏的五味子,养血敛阴的白芍,并加车前子疏利,细辛温通,对性功能的提高会大有裨益。

坎 离 膏

【原料】 黄柏、知母、核桃肉、蜂蜜各 120 克,生地黄、熟地黄、天冬、麦冬各 60 克,杏仁 21 克。

【做法】 先将黄柏、知母放锅中,加童尿 3 碗,侧柏叶 1 把,煎至 4 碗,去渣;再将天、麦冬,生、熟地黄入汁内,添水 2 碗,煎汁去渣,再捣烂如泥;另用水 1～2 碗熬熟,绞汁,入前汁。将杏仁、桃仁,用水擂烂再滤,勿留渣,同蜜入前汁内。用文武火熬成膏,瓷罐收贮封口,入水内去火毒即成。

【用法】 每于空腹时服 3～5 匙,用侧柏叶汤调服。

【说明】 本方出自《万病回春》,功能为养阴清火,主治劳瘵发热,阴虚火动,咳嗽吐血、唾血、咯血、衄血、心慌、喘急、盗汗,大便秘结。

补虚四仁膏

【原料】 核桃肉 1 000 克,桃仁 500 克,柏子仁、松子仁各 300 克,蜂蜜 1 500 克。

【做法】 将柏子仁等 4 物各捣如泥,然后混合一起,调入蜂蜜即成。

【用法】 每次 2 调羹,用开水送下,早晚各服 1 次。

【说明】 本膏配方在《正确选用膏方》中有介绍,有润燥补虚、益智延年的作用,用于调治中老年常见的动脉硬化而见记忆力减退,眩晕头痛,大便秘结。

补肾膏

【原料】 核桃肉 3 枚,五味子 7 粒,蜂蜜适量。

【做法】 五味子煎取汁,核桃肉捣烂,蜂蜜炼过备用。

【用法】 将 3 物混合,于临睡时一次服下。

【说明】 本方在《贵州草药》有介绍,用于治疗肾虚耳鸣,遗精。

松子核桃膏

【原料】 松子仁、核桃仁各 30 克,蜂蜜 250 克。

【做法】 松子仁、核桃仁用水泡过,去皮,然后研成末,放入蜂蜜和匀即成。

【用法】 每日 2 次,每次取 1 汤匙,用滚开水冲服。

【说明】 本膏方出自《圣惠方》,以核桃肉配用益五脏、补不足、治虚赢的松子,润养补益的蜂蜜,功能为益精润燥,补脑安神,用于腰膝酸软,健忘失眠,心神不宁,大便干燥者服食。注意:大便溏泄者慎食。

活力补髓膏

【原料】 鹿茸 9 克,杜仲、补骨脂各 30 克,芝麻 150 克,核桃肉 250 克。

【做法】 杜仲炒过,研为细末;鹿茸切片,用酒炙,烘干,研为细末;补骨脂与芝麻同炒至香气大出,取出研为细末;将核桃肉捣为细末,加入杜仲、鹿茸、补骨脂、芝麻细末,拌匀,加炼蜜,搅匀即成。

【用法】 每于饭前服 1 匙,温开水化开食用。

【说明】 本膏补精填髓,养心益智,用于调治虚损赢瘦,腰脊酸痛,畏寒肢冷,眩晕健忘,性功能减退。

补 髓 膏

【原料】 黄犍牛前脚髓1500克,白蜜2000克,人参、杏仁各30克,核桃50个,熟地黄、五味子各30克。

【做法】 核桃去壳,与杏仁、五味子同研为末,熟地黄蒸熟如泥,同人参、牛脚髓、白蜜一同拌匀,盛瓷缸,重汤煮一沸时取出。

【用法】 每日服3次,每次服1大汤匙,用温酒下。

【说明】 《东医宝鉴》卷四引《医林》方载录本方,补精血,治虚劳。

6. 核桃肉丸子

纯阳红妆丸

【原料】 核桃肉、补骨脂、葫芦巴各120克,莲肉30克。

【做法】 上药加工成粉末,用酒拌和为丸,如梧桐子大备用。

【用法】 每日1次,每次30丸,于空腹时用温酒送服。

【说明】 本方出自《普济方》,功能为补肾助阳,驻颜美容,用于治疗肾阳衰弱,畏寒肢冷,阳痿遗精,面色憔悴,精神不振。

益 脑 丸

【原料】 红参10克,黄精、枸杞子、何首乌各30克,核桃肉60克,柏子仁15克。

【做法】 上药加工成粉末,过筛取粉,用炼蜜和丸备用。

【用法】 每日2次,每次6克,于空腹时用温开水送下。

【说明】 本方系王鹏翔经验方,功能为益肾健脑,用于治疗头晕头胀,眼睛昏花,精神疲软,失眠遗精,耳鸣健忘,面色萎黄。

核 桃 丸

【原料】 核桃肉、白茯苓各 120 克,附片 30 克。

【做法】 上药加工成细粉,过筛取粉,用炼蜜和丸,如梧桐子大备用。

【用法】 每日 2 次,每次 30 丸,用米饮汤送下。

【说明】 本方出自《三因方》,功能为温寒壮阳,用于治疗阴寒内盛,阳气虚衰,少腹冷痛,大便溏薄,小便清长,阳痿。

核 桃 丸

【原料】 核桃仁 500 克,补骨脂 60 克,炒杜仲 30 克。

【做法】 补骨脂、炒杜仲共研为末,与核桃仁共捣成膏为丸,如弹子大备用。

【用法】 每日 2 次,每服 1 丸,与早、晚用酒或温白水送下。

【说明】 本方出自《良朋汇集》,用于诸虚百损。